Christoph Eydt

DAS TAI CHI-FEELING

mit Übungen für den Alltag

FaszinationFitness.de

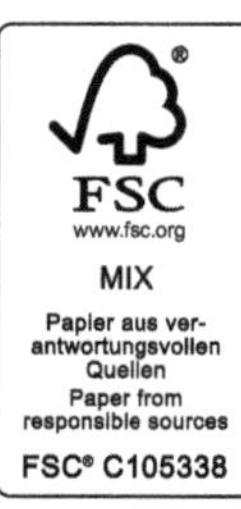

Wichtiger Hinweis:
Der Inhalt dieses Buches wurde anhand von Quellen, die der Autor und Verlag für vertrauenswürdig erachten, nach bestem Wissen und Gewissen recherchiert, geprüft und aufbereitet. Dennoch ist dieses Buch kein Ersatz für eine medizinische Betreuung. Wenn Sie medizinischen Rat einholen wollen, konsultieren Sie bitte einen qualifizierten Arzt.
Der Verlag und der Autor haften für keine nachteiligen Auswirkungen, die in einem direkten oder indirekten Zusammenhang mit den Informationen in diesem Buch stehen.

© Verlag KOMPLETT-MEDIA GmbH
2014, München / Grünwald

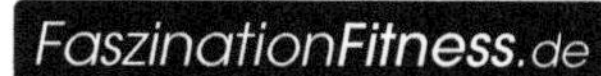

ISBN 978-3-8312-0414-4

Fotograf: Heiko Fiedler
Coverbild: © Rainer Sturm / pixelio.de
Satz: Pinsker Druck und Medien, Mainburg
Druck: BoD Norderstedt

Dieses Werk sowie alle darin enthaltenen einzelnen Beiträge und Abbildungen sind urheberrechtlich geschützt. Jede Verwertung, die nicht ausdrücklich vom Urheberrechtsgesetz zugelassen ist, bedarf der vorherigen schriftlichen Zustimmung des Verlages. Das gilt insbesondere für Vervielfältigungen, Bearbeitungen, Übersetzungen, Mikroverfilmungen und die Einspeicherung und Verarbeitung in elektronischen Systemen sowie für das Recht der öffentlichen Zugänglichmachung.

INHALTSVERZEICHNIS

1. Tai Chi – Power durch Entspannung

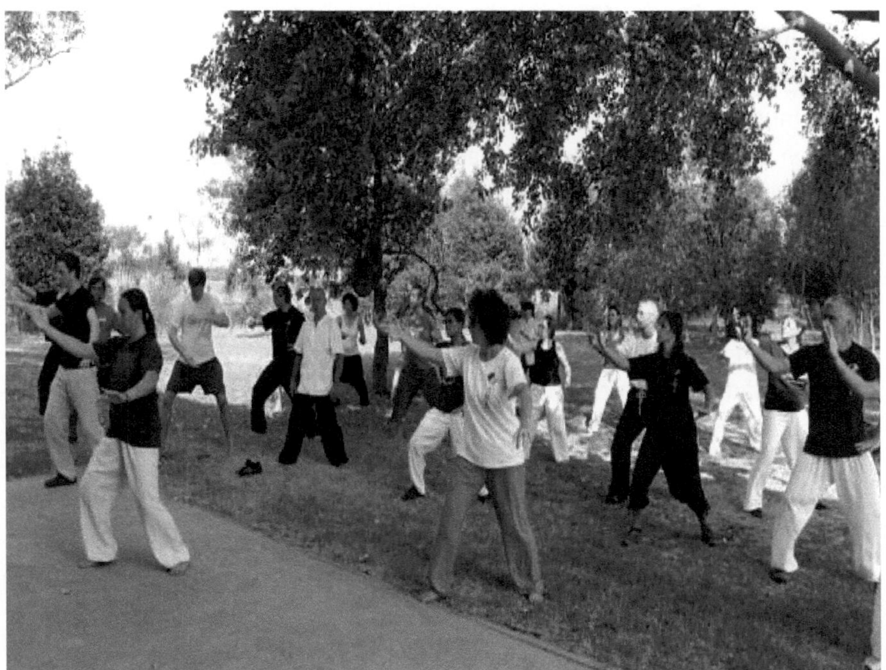

© Taiji-europa.de

Millionen Menschen praktizieren täglich Tai Chi. Sie finden sich in unterschiedlichen Schulen mit unterschiedlichen Lehrern und unterschiedlichen Zielen zusammen. Eines eint sie alle: die Freude an der Bewegung. In Deutschland und anderen westlichen Ländern wird Tai Chi vor allem wegen der gesundheitlichen Vorzüge geschätzt. Es trägt zu mehr Entspannung in Körper und Geist bei, reguliert Organaktivitäten, regt die Durchblutung an, kräftigt die Sehnen und Bänder, stärkt die Muskeln, fördert die Konzentrationsfähigkeit und ermöglicht ein tieferes Körperbewusstsein. Darüber hinaus bietet Tai Chi hervorragende Möglichkeiten zu einer effektiven Selbstverteidigung, die im Ernstfall das eigene Leben oder das Leben anderer Menschen schützen kann. Weil es in einen kulturellen und philosophischen Kontext eingebettet ist, kann man über Tai Chi einen Zugang zu neuen Gedanken erhalten, man kann den Alltag anders wahrnehmen und sich neuen Lebenseinstellungen gegenüber öffnen. Tai Chi ist eine sogenannte innere Kampfkunst und durch weiche, entspannte Bewegungen gekennzeichnet. Diese Weichheit und Entspannung gilt es auch im Alltag zu kultivieren, damit der Körper von den täglichen Belastungen befreit werden kann. Und wenn der Körper frei ist, befreit das auch den Geist.

Der moderne Mensch gestaltet sein alltägliches Leben zunehmend oberflächlich und destruktiv. Gerade was seine Bewegungen und Körperhaltungen angeht, hat er kaum noch ein Bewusstsein dafür, was dem Körper gut tut und was nicht. Die vermehrte Sitztätigkeit vor Computern und anderen Geräten bedingt Fehlhaltungen, die den Körper beeinträchtigen und Schmerzen provozieren. Bewegungsmangel, Stress, unausgewogene Ernährungsweisen und Desinteresse am eigenen Körper führen kurz- oder langfristig zu Schäden, die nur schwer behoben werden können. Regelmäßiges Tai Chi-Training ist eine einfache und angenehme Form der Prävention gegen körperlichen und geistigen Verschleiß. Tai Chi kann darüber hinaus auch bei bestehenden Problemen genutzt werden, um Fehlhaltungen zu korrigieren und den Genesungsprozess bei Krankheiten zu unterstützen.

Die in diesem Buch dargelegten Prinzipien und Übungshinweise sind keinem speziellen Tai Chi-Stil entnommen, sondern lehnen sich an die wesentlichen Aspekte des Tai Chi an. So ist es jedem Praktiker möglich, die hier dargestellten Informationen für sich zu nutzen - ganz gleich, welchen Stil er übt. Auch Anfänger, die sich noch für keinen bestimmten Tai Chi-Stil entschieden haben, können mit diesem Buch einen Zugang zu ihren eigenen Bewegungen und zum Tai Chi öffnen.

Anders als in den meisten Büchern, die Tai Chi vorstellen, enthält dieses Buch keine Beschreibung einer Tai Chi-Form (Bewegungsabfolge von bestimmten Tai Chi-Bewegungen). Wenn Du also eine Form lernen möchtest, solltest Du Dich an einen qualifizierten Tai Chi-Lehrer wenden und/oder Medien hinzuziehen, die eine Tai Chi-Form nicht nur beschreiben, sondern auch erklären. Das bedeutet nicht, dass mein Buch nichts für Dich wäre. Im Gegenteil! Der Kern des vorliegenden Buches ist zwar nicht die nach außen hin sichtbare Form, aber dafür liefert es die dahinterstehenden Prinzipien, die Dir erst die Form ermöglichen. Deswegen ist mein Buch sowohl für Anfänger als auch für Fortgeschrittene interessant. Da ich selbst von zahlreichen Tai Chi-Büchern enttäuscht bin, weil sie mir entweder zu theoretisch oder zu „abgedriftet" erschienen, habe ich mir vorgenommen, Dir die Grundlagen des Tai Chi in einer einfachen und verständlichen Sprache zu vermitteln. Unser gemeinsamer Nenner werden alltägliche Bewegungen sein, über die wir gar nicht mehr nachdenken, weil sie uns zur Gewohnheit geworden sind. Doch es sind diese Gewohnheiten, an denen effektives Tai Chi-Training ansetzt. Indem wir unsere Bewegungs- und Haltegewohnheiten umprogrammieren, können wir langfristig von einem Tai Chi-Training profitieren.

Neben notwendigen theoretischen Erläuterungen und einer Einführung in die philosophischen und historischen Hintergründe des Tai Chi enthalten die Kapitel ausgewählte Tai Chi-Übungen sowie Hinweise und Übungstipps für ein gelungenes Training im Alltag. Ich habe mir das Ziel gesetzt, Dich über den Alltag an Tai Chi heranzuführen, damit Du ein Bewusstsein für Deine Bewegungen erhältst. Danach stelle ich Dir Tai Chi vor und berücksichtige die wichtigsten Bewegungsprinzipien. In einem dritten Schritt wirst Du wieder an Deinen Alltag herangeführt. Diesmal aber mit einem erweiterten Bewusstsein und mit dem nötigen Wissen darüber, wie Du nicht nur Dein Tai Chi verbessern kannst, sondern wie Du es schaffst, dass Du jeden Tag mühelose, entspannte, kraftvolle, genussvolle - schlicht: gesunde - Bewegungen ausführst. Dafür stelle ich Dir einige Trainingsgeräte vor, die Du nahezu überall findest. Das Wichtigste beim Üben ist jedoch Deine Aufmerksamkeit, und wie Du mit dieser bewusst und aktiv arbeiten kannst. Genau das möchte ich Dir nun zeigen. Deine Aufmerksamkeit ist das A und O eines bewussten Lebens. Worauf Du Deine Aufmerksamkeit lenkst, darauf richtest Du auch Deine Energie. Nutze Deine Energie für einen starken Körper und einen wachen Geist!

Wenn Du schon eine Tai Chi-Form beherrschst, dann werden Dir die folgenden Inhalte nutzen, um die in der Form verborgenen Inhalte besser erkennen und in andere Situationen transferieren zu können.

Wenn Du noch keine Tai Chi-Form beherrschst, dann werden Dir die nachfolgenden Inhalte nutzen, um Dir von Deinen Alltagsbewegungen die korrekten Tai Chi-Bewegungen abzuleiten, die Du dann in Deiner Form umsetzen kannst.

2. Herausforderung „Alltag"

Unser Alltag ist der All-Tag – ein Tag, der wie alle anderen Tage ist, und doch ist jeder Tag ein neuer, ganz eigener Tag. Mit dem Wort „Alltag" bezeichnet man Routinehandlungen innerhalb einer zivilisierten Gesellschaft, die in einem bestimmten Tages- und Wochenzyklus verlaufen. Gekennzeichnet ist der Alltag durch sich wiederholende Muster von Arbeit, Freizeit, Arbeitswegen, Einkäufen, Schlaf, Körperpflege und sozialer sowie kultureller Betätigung.

Der Alltag ist also etwas Gewöhnliches, etwas, das täglich stattfindet und damit berechenbar ist. Und genau hier liegt eine gefährliche Fehleinschätzung vor: Auch wenn wir täglich dieselben Handlungen ausführen, führen wir sie doch immer wieder aufs Neue aus. Jeder Tag ist ein neuer Tag und für uns ein neuer Anfang. Die unzähligen Wiederholungshandlungen lassen schnell den Eindruck der Routine entstehen.

Wir haben kein Alltags-Bewusstsein mehr, denken selten darüber nach, was und wie wir essen oder trinken, wie wir uns bewegen, wie wir etwas greifen, wie wir mit anderen Menschen reden, wie wir den Arbeitsweg gehen usw. Wir tun diese Dinge, sind aber in unserem Geist nicht in der jeweiligen Alltagssituation.

Unsere Gedanken führen uns woanders hin: zum nächsten Urlaub, zur Sprechstunde mit dem Chef, zum kommenden Familientreffen etc. Durch diesen Kontrollverlust ist uns das Bewusstsein für einen kreativen Alltag entschwunden. Wir tun, was wir immer tun und denken nicht großartig darüber nach. Der enorme Leistungsdruck und die hohe Geschwindigkeit unseres Alltages lassen solch ein intensives Bewusstsein nicht mehr zu. Damit schaden wir nicht nur unserer geistigen Wachsamkeit, sondern wir betreiben auch Raubbau an unserem Körper. Wir bemerken Fehlhaltungen und falsche Belastungen erst, wenn es zu spät ist - nämlich dann, wenn der Rücken schmerzt, die Schultern ziehen oder man plötzlich unter starken Kopfschmerzen leidet.

Tai Chi bietet eine einfache Form der Alltagsbewusstheit an, mit der man seine täglichen Gänge nicht nur bewusster und gesünder gestalten, sondern auch eine heitere Gelassenheit entwickeln kann, die das Leben leichter und zufriedener werden lässt. Jeder Tag kann ein spannender und zugleich ein entspannender Tag sein – gestalten wir unseren Alltag also aktiv und mit einem wachen Bewusstsein!

2.1 Die Last des digitalen Zeitalters

Das digitale Zeitalter ist eingeläutet – die Zeit mobiler Technologien, des Internets und des Computers hat unser aller Leben entscheidend getroffen. Wir arbeiten an Bildschirmen, surfen privat oder beruflich im Internet, nehmen Bestellungen über das Internet vor und sehen Filme am Computer. Handys und Tablet PCs helfen uns, unterwegs online zu bleiben. Die digitale Technik erspart uns viele Wege und erlaubt eine hohe Bequemlichkeit – auf Kosten unseres Körpers.

Wenn wir uns bewusst machen, dass bis in das 20. Jahrhundert hinein ein Großteil der menschlichen Arbeit körperliche Arbeit war und wir heutzutage in unserer Lebenswelt fast ausschließlich Sitztätigkeiten nachgehen, so erscheint diese Entwicklung bedenklich. Jahrtausende lang hat der Mensch durch Bewegung gelebt und überlebt. Er ging auf die Jagd, hat Felder bestellt, Häuser errichtet und Gärten angelegt. Ohne Zweifel: Auch heute finden noch viele Arbeiten durch anstrengende körperliche Tätigkeiten statt. Aber in unserer Gesellschaft werden es immer weniger. Der Schwerpunkt rückt zunehmend auf Sitztätigkeiten, die am Computer bzw. Schreibtisch ausgeführt werden.

So positiv die technischen Entwicklungen sein mögen, so schädlich können sie auch sein. Gerade Menschen, die täglich am Computer arbeiten, werden nach kurzer Zeit ihren Körper spüren, weil sie einer Arbeit nachgehen, für die der menschliche Körper nicht ausgelegt ist. Am Schreibtisch entwickeln sich unnatürliche Körperhaltungen, die oftmals viel zu spät als Störung bemerkt werden.

Problemfeld Computer

Vor allem der Computer ist in den letzten Jahren zu einem Alltagsgegenstand geworden, der in kaum einem Haushalt mehr fehlt. Er wird beruflich wie privat häufig benutzt. Immer mehr Menschen verbringen immer mehr Zeit vor dem Gerät. Im Folgenden werden die größten Probleme des Körpers dargestellt, die im Zusammenhang mit einer Computernutzung entstehen. Daran werden Tipps und Hinweise gegeben, um solchen Problemen vorzubeugen. Diese Hinweise sind allesamt dem Tai Chi entnommen und konzentrieren sich auf eine natürliche und entspannte Körperhaltung.

Tastatur und Maus

Die Fehlhaltungen beginnen bereits bei der Haltung der Hände an einer Computertastatur: Die Tastatur wird in einem schrägen Winkel betätigt, durch den die Hände nach außen gebogen werden müssen. Mache den Test: Setz Dich an Deinen Computer und lege Deine Hände auf das Tastenfeld. Achte auf Deine Handgelenke. Siehst Du, dass das Handgelenk geknickt werden muss, damit die Finger die Tasten berühren können? Wenn Du Deine Hände täglich mehrere Stunden in dieser Position belässt, wird diese Fehlhaltung zu einer schädlichen Gewohnheit. Die Sehnen der Handgelenke können sich durch die zu starke Umlenkung und durch zu viel Reibung entzünden.

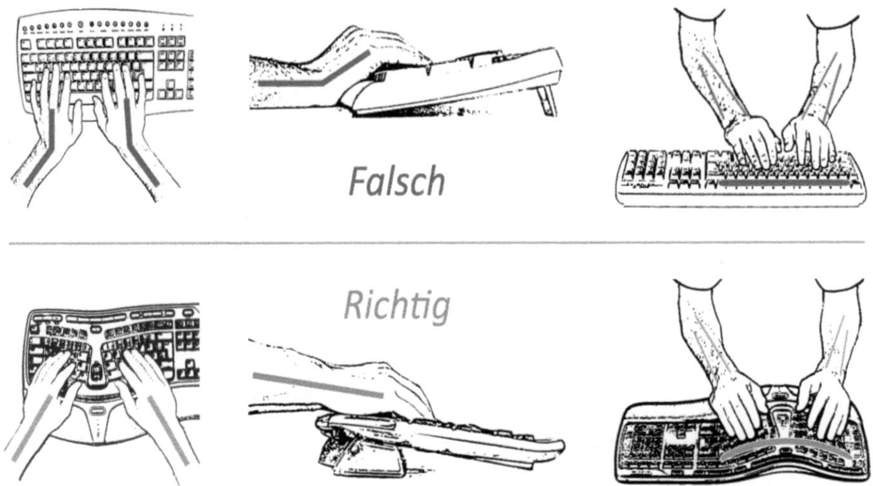

© Repetitive-strain-injury.de

Wenn Du aufrecht stehst und Deine Arme an den Seiten herunterhängen lässt, dann richten sich die Hände natürlich aus. Ganz entspannt. Setz Dich für einen weiteren Test vor den Computer: Lass Deine Arme nach unten hängen. Führe dann Deine Hände auf die Tastatur, aber ohne die Hände zu bewegen. Die Bewegungen finden nur in den Schultern und den Ellbogen statt. Wenn Du diese Bewegung korrekt ausführst, müsstest Du sehen, liegen die Hände in ihrer natürlichen Weise auf der Tastatur – und diese natürliche Weise widerspricht der Tastenanordnung der meisten Computertastaturen. Die „Bretttastatur" zwingt den Nutzer zu einer verkrampften Haltung. Das gilt nicht nur für die Hände: Man zieht die Schultern zusammen und der gesamte Schulter-Nacken-Bereich wird verspannt.

Ein weiteres Problem bei der Verwendung der Computertastatur ist das Tippen mit wenigen Fingern. Geübte Schreiber nutzen das 10-Finger-System. Der Durchschnittsnutzer verwendet meistens die beiden Zeigefinger und ein bis zwei „Hilfsfinger". Durch diese unausgewogene Schreibweise kommt es auch hier zu unausgewogenen Belastungen des Körpers. Um diesen vorzubeugen, solltest Du entweder das 10-Finger-System lernen oder auf regelmäßige Pausen achten, in denen Du leichte Fingergymnastik praktizieren kannst.

Bei der Verwendung der Maus ist Ähnliches zu beobachten. Was im Folgenden für die Rechtshänder beschrieben wird, trifft in gleicher Weise für Linkshänder zu. Die Maus befindet sich in der Regel auf Höhe der Tastatur. Sie liegt auf der rechten Seite und wird von der rechten Hand gesteuert. Die rechte Hand umschließt die Maus und zieht sie nach hinten, schiebt sie nach vorn oder zu den Seiten. Der Zeigfinger klickt wesentlich häufiger als der Mittelfinger und die linke Hand tut nichts. Es findet eine einseitige Belastung statt. Schmerzen in der Hand, im Arm, in der Schulter und auch im Rücken können die Folge einer exzessiven Mausnutzung sein.

Wenn sich die Maus zu weit vom Körper entfernt befindet, wird der Arm gestreckt. Diese Streckung führt zu einer dauerhaften Belastung der Schulter-Arm-Muskulatur. Vor allem wenn der Nutzer sich in seinem Stuhl zurücklehnt, wird dieser Muskelbereich gestreckt. Je weiter sich der Nutzer zurücklehnt, desto stärker werden Ellbogen und Handgelenk beansprucht.

Manche Menschen lassen die Maus gar nicht mehr los. Wer viel im Internet surft oder viel am Bildschirm lesen muss, lässt seine Hand permanent auf der Maus, um sofort Aktionen mit den Maustasten oder dem Mausrad durchführen zu können. Selbst anfängliche leichte Schmerzen sollten ernstgenommen werden! Schnell können sich chronische Leiden entwickeln. Um Mausbenutzungen zu reduzieren, kann man auf Tastaturbefehle umsteigen.

Sitzen am Computer

Das Sitzen an einem Desktop-PC oder an einem Laptop kann zu schweren Haltungsfehlern führen, die den gesamten Körper betreffen. Gerade Laptops erschweren eine natürliche Körperhaltung und begünstigen Verkrampfungen im Nacken- und Rückenbereich. Aufgrund der ungünstigen Lage der Tastatur und des Bildschirms vernachlässigen wir aus Bequemlichkeit schnell unsere Körperhaltung. Wir lehnen uns nach vorne, bilden einen Rundrükken, ziehen die Schultern hoch und halten unseren Kopf unnatürlich weit nach vorne bzw. nach unten. Mögliche Folgen: Schmerzen und/oder Verspannungen im Rücken, im Kopf, in den Armen, in den Händen und sogar Augenprobleme.

Wenn wir also vor einem Computer sitzen, sollten wir immer wieder unsere Körperhaltung prüfen.

Wer sich vor seinen Computer in den Stuhl fallen lässt, begeht den ersten Fehler. Bewusstes Hinsetzen und eine entspannte Haltung sind unabdingbar, um Schäden am Körper zu vermeiden. Für eine entspannte Haltung ist die Ausrichtung des Bildschirms wichtig. Im Tai Chi ist eine aufrechte Haltung die Grundlage für jede Bewegung – sowohl körperlich als auch geistig. Diese Aufrichtigkeit soll auch im Alltag erhalten bleiben, somit auch am Computer. Pass also Deinen Arbeitsplatz diesem Umstand an – Dein Körper wird es Dir danken.

Es ist ein allgemeiner Irrtum, zu glauben, man müsse geradeaus auf die Mitte des Bildschirms sehen. Unsere natürliche Körperhaltung ist so, dass unser Kopf leicht nach unten geneigt ist. Im Tai Chi gibt es die Vorstellung, dass auf der Kopfmitte ein Faden befestigt ist, an dem der Körper hängt. Der

Körper richtet sich an dieser Vorstellung aus, sofern eine Entspannung vorliegt und keine Verspannungen im Körper sind.

Wenn Du den Kopf gerade hältst, dann wird die Nackenmuskulatur angespannt. Bleibt diese Spannung erhalten, kommt es zu Verspannungen. Darum ist es wichtig, den Bildschirm weder direkt auf Augenhöhe noch darüber einzustellen. Besser ist es, den Bildschirm etwas tiefer als die Augenhöhe zu setzen. Aber Vorsicht: Ein zu tief eingestellter Bildschirm begünstigt ebenfalls Fehlhaltungen und Verspannungen. Wichtig ist, dass der Kopf stets in seiner natürlichen Haltung bleiben kann. So kann der Körper im Sitzen entspannen. Außerdem entspannen wir auf diese Weise unsere Augen. Wenn der Kopf gerade gehalten wird, müssen die Augen nämlich weit geöffnet werden. Auf der vergrößerten Fläche kann dann mehr Tränenflüssigkeit verdunsten und der Lidschlag der Augen wird verringert; dadurch wird die Tränenflüssigkeit nicht optimal verteilt. Die Folge sind trockene Augen - ein häufiges Leiden von Büroangestellten. Das Beste für unsere Körper ist es, im aufrechten Sitzen gerade über den Bildschirm hinweg sehen zu können.

Bildschirm und Tastatur sollten parallel zur Tischkante stehen, damit man gerade vor dem Arbeitsplatz sitzen kann und sich nicht verdrehen muss. Generell solltest Du ein häufiges Zur-Seite-Sehen vermeiden, um Verspannungen vorzubeugen. Bleibe stets aufrecht.

Entspannung wird im Tai Chi durch ein inneres Sinken erreicht. Der Körperschwerpunkt wird nach unten verlagert und die Muskeln werden soweit entspannt, dass eine natürliche Grundspannung erhalten bleibt. Im Sitzen gestaltet sich dieser Prozess schwerer als im Stehen. Er kann aber durch eine entsprechende Stuhlhöhe erleichtert werden. Der Stuhl sollte so eingestellt sein, dass die Füße bequem auf dem Boden abgestellt werden können. Versuche dabei einen Winkel von ca. 90 bzw. 100 Grad zwischen Ober- und Unterschenkel sowie zwischen Rumpf und Oberschenkel herzustellen. Das aufrechte Sitzen sollte durch eine geeignete Lehne unterstützt werden. Du kannst auch ein Keilkissen verwenden, um die aufrechte Körperhaltung zu unterstützen. Das Kissen trägt dazu bei, dass das Becken etwas nach vorn gekippt wird. Dadurch richtet sich die Wirbelsäule auf.

Trotz dieser Maßnahmen, die man im Sitzen ergreifen kann, sollte man sich während des Arbeitens Zeit für Bewegungen gönnen. So kannst Du zum Beispiel eine zehnminütige Pause während der Arbeit einlegen, um eine kleine Tai Chi-Form durchzugehen. Der menschliche Körper ist auf Bewegung ausgelegt. Darum ist es schwer, stundenlang ruhig zu sitzen. Bewege Dich also während Deiner Arbeitszeiten so oft wie möglich und ändere hin und wieder Deine Sitzposition. Achte dabei auf mögliche Verspannungen, um sie zu lösen.

Übungen für das Problemfeld Computer

Übungsziele: Entspannung und Beweglichkeit des unteren Rückens und des Beckens. Entspannung der Augen.

<u>Aufrichtigkeit von innen nach außen</u>

1. Setze Dich auf einen Stuhl. Es spielt keine Rolle, ob sich vor Dir ein Computer befindet oder nicht. Du kannst die Übung auch während der Arbeitszeit vor einem PC durchführen.
2. Stelle beide Beine so vor Dir ab, dass die Füße flach auf dem Boden aufliegen. Halte einen 90 Grad-Winkel bei den Knien sowie zwischen Ober- und Unterkörper ein.

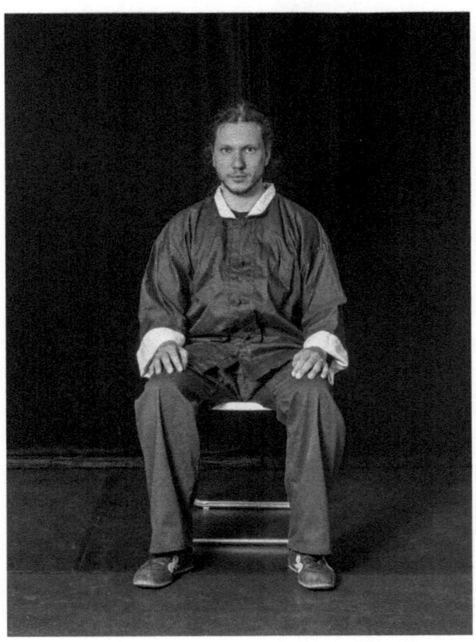

3. Räkle und strecke Dich so oft Du magst.
4. Schwing Dich von einer Pobacke auf die andere.
5. Komme dann in der Mitte zur Ruhe und schließe Deine Augen.
6. Atme ruhig durch die Nase ein und aus; zähle dabei langsam von 10 bis 0.
7. Spüre die Sitzfläche unter Dir. Wenn Du Dich angelehnt hast, dann versuche, die Berührungsstellen zwischen der Stuhllehne und Deinem Rücken zu spüren.
8. Gehe als nächstes mit Deiner Aufmerksamkeit in Deine Füße und spüre, wie sie den Boden berühren.
9. Wende Dich Deiner Wirbelsäule zu. Stell Dir vor, wie sie sich nach oben hin aufrichtet und dabei entspannt bleibt. Du kannst Dir auch vorstellen, wie Dich ein unsichtbarer Faden, der auf Deinem Kopf befestigt ist, nach oben hin lang zieht. Bleibe dabei stets entspannt und vermeide ein Hohlkreuz.

<u>Das Becken als Schwimmteich</u>

1. Setze Dich mit Deinem Gesäß auf das vordere Drittel der Sitzfläche eines Stuhls. Sitze so aufrecht, wie möglich und lege Deine Hände mit den Handflächen nach unten auf Deine Oberschenkel.

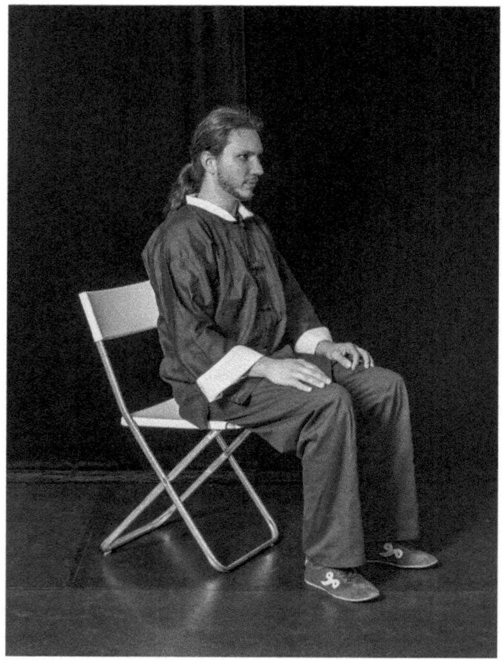

2. Schiebe nun die linke Seite Deines Beckens nach vorn. Du kannst Dir vorstellen, wie Dein Knie nach etwas greifen will. Die Greifbewegung bringt unweigerlich die Beckenseite nach vorne. Bringe das Becken dann in seine Ausgangsposition zurück.

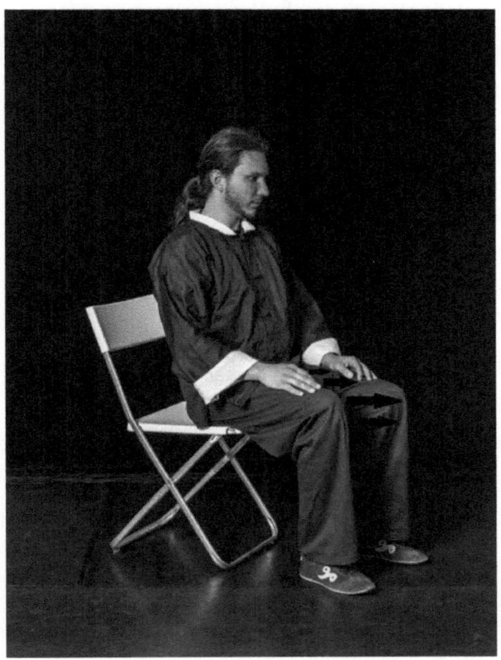

3. Achte während der Bewegung auf Deine rechte Körperseite. Was geschieht dort im Beckenbereich und im Gesäß?
4. Wiederhole die Bewegung auf der linken Seite einige Male und mache dann die Bewegung mit der rechten Seite.
5. Im nächsten Übungsschritt geht es darum, das Becken kreisen zu lassen. Die Bewegungen beginnen dabei aber nicht im Becken, sondern im Fuß.
6. Bleibe entspannt sitzen und drücke Deinen rechten Fuß in den Boden hinein, so als ob Du aufstehen möchtest. Doch statt aufzustehen, bleibst Du sitzen und richtest Deine Aufmerksamkeit auf Dein Becken.
7. Der Druck, der durch die Bewegung des rechten Fußes erzeugt wird, bleibt im Körper. Lenke ihn in Deine linke Beckenhälfte, indem Du Dir vorstellt, wie der Druck als Strahl durch den Körper in die linke Beckenhälfte drückt. Wenn Dein Oberkörper entspannt ist, kommt dieser in Bewegung. Die rechte Gesäßseite hebt sich leicht von der Sitzfläche ab.

8. Aus dieser Position heraus drückst Du Deinen linken Fuß leicht in die Erde hinein. Auch hier geht der Druck wieder in den Körper und bringt das Becken in Bewegung. Der Oberkörper wird nach rechts bewegt und die linke Gesäßseite wird leicht angehoben.
9. Wiederhole den Druck mit dem rechten Fuß und dann wieder mit dem linken. Tue dies solange, bis Du Dich im unteren Rücken und im Becken freier und entspannter fühlst. Damit das Becken rotieren kann, muss der Wechsel zwischen den beiden Gesäßseiten kreisförmig und nicht linear geschehen.

<u>Argusauge sei wachsam!</u>

1. Für diese Übung ist es gut, wenn Du auf einem Stuhl sitzt. Du kannst aber auch auf dem Boden sitzen, wenn Dir das lieber sein sollte. Schließe Deine Augen und zähle wieder von 10 bis 0. Lass Dir dabei Zeit und achte auf einen ruhigen und fließenden Atem.
2. Führe Deine Hände vor Deiner Körpermitte zusammen und forme eine Schale: Die linke Hand liegt in der rechten und beide Daumen berühren sich an ihrer jeweiligen Spitze. Die Handflächen weisen nach oben.

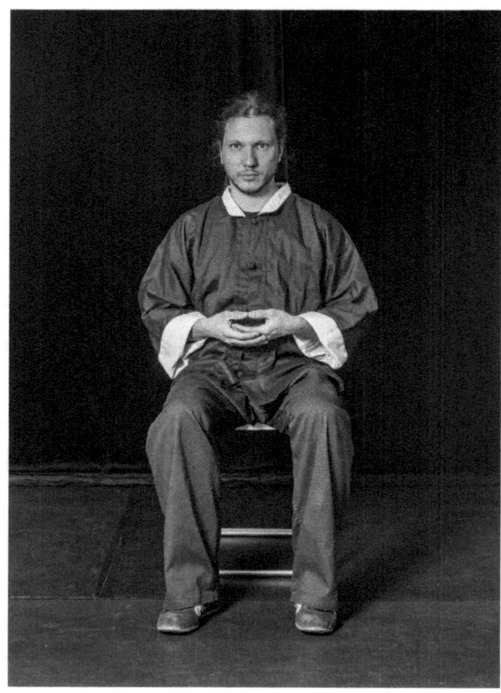

3. Konzentriere Dich auf Deine Hände und stelle Dir vor, wie sie von einer angenehm leuchtenden Kugel umhüllt werden.
4. Wenn sich Deine Hände entspannt und zugleich geladen anfühlen, führe sie langsam vor Deine Augen. Die Hände bewegen sich dabei auseinander und in der Endposition hältst du sie mit den Fingern nach oben vor dem Gesicht. Mit Deinem rechten Auge blickst Du in die rechte Handfläche und mit Deinem linken Auge in die linke Handfläche.

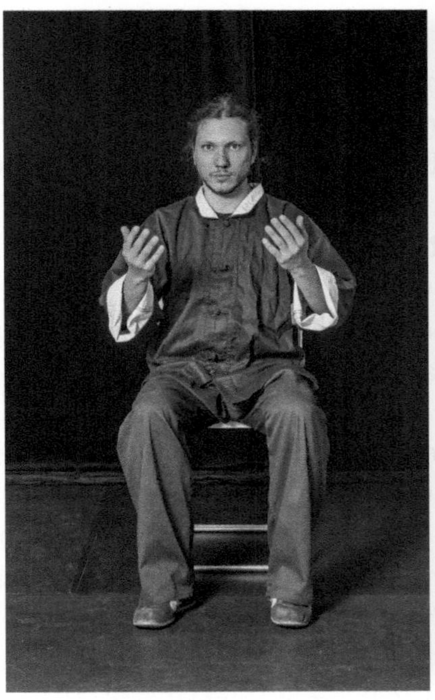
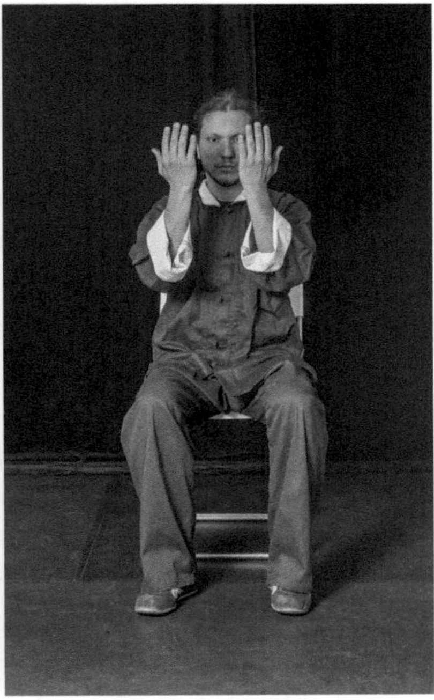

5. Führe Deine Hände vom Gesicht weg, behalte aber Blickkontakt zu den Handflächen, und führe sie wieder an das Gesicht heran.
6. Führe Deine Hände langsam nach rechts und dann nach links. Deine Augen folgen den Handflächen. Der Kopf bleibt unbewegt.
7. Lass Deine Hände kreisen und damit auch Deine Augäpfel rotieren.
8. Beende die Übung, indem Du die Hände wieder zur Körpermitte führst und Deinen Atem zählst.

Checkliste für das Problemfeld Computer

1. Machst Du genug Pausen am PC?
2. Sitzt Du aufrecht und locker vor dem Computer?
3. Spürst Du Spannungen in Deinem Körper, die sich durch die Arbeit am PC entwickeln? Wenn ja: Wo genau?
4. Sind der Computer und Dein Arbeitsplatz optimal auf Deinen Körper eingestellt?
5. Achtest Du stets auf die Haltung Deiner Arme und Hände?

Problemfeld mobile Endgeräte

Auch mobile Endgeräte können zu Haltungs- bzw. Bewegungsfehlern und damit zu Verspannungen führen. Wenn wir ein Handy lange am Ohr halten, ist dies eine sehr einseitige Belastung. Wenn wir am Laptop arbeiten, auf einen Tablet PC schauen oder das Handy nutzen, um im Internet zu surfen, dann schauen wir auf ein Objekt, das sich weit unter unserem natürlichen Sichtfeld befindet. Oftmals wird dann der Kopf nach vorne geneigt und in dieser Position belassen. Dadurch zieht man verstärkt die Schultern nach oben – vor allem, wenn man an einer kleinen Tastatur schreiben will.

Unter den Medizinern hat sich der Begriff „Handy-Nacken" durchgesetzt. Er beschreibt Schmerzen im Nackenbereich, die durch den gesenkten Blick aufs Smartphone oder ein anderes Mobilgerät entstehen. Weil die mobilen Geräte heutzutage fast alles können, was auch große PCs leisten, sind sie für viele eine Art „Büro für unterwegs" geworden.

Doch unterwegs findet man kaum Zeit, um auf eine gesunde Haltung bei der Benutzung von Geräten zu achten. Darum kommt es gerade bei der Verwendung mobiler Geräte zur Überdehnung der Halsmuskulatur. Dabei lässt sich dieses Problem ganz einfach lösen: Man muss nur darauf achten, das Gerät in verschiedenen Positionen zu halten, um sich immer wieder neu auszurichten. Am besten ist es, wenn man das Smartphone oder den Tablet PC hoch vor das Gesicht nimmt, damit der Hals aufrecht bleiben kann.

Nacken- und Rückenschmerzen lassen sich dadurch vermeiden, dass man Smartphones nur dann verwendet, wenn sie wirklich benötigt werden. Wenn es nicht eilt, sollte man E-Mails am heimischen PC statt unterwegs lesen und beantworten. Überhaupt sollte man sich seine Vorhaben so einteilen, dass das Smartphone oder der Tablet PC nur für dringende Fälle genutzt werden und der Nutzungsschwerpunkt auf dem heimischen Computer liegt. Schließlich müssen wir nicht immer erreichbar sein. Bewusster Freiraum tut nicht nur dem Körper gut.

Übungen für das Problemfeld mobile Endgeräte
Übungsziele: Beweglichkeit im Schulter-Nackenbereich, Entspannung der Schultern.

Die Schulterschmelze

1. Diese Übung kannst Du im Sitzen oder Stehen ausführen. Schließe Deine Augen und entspanne Dich Dafür kannst Du wieder Deinen Atem zählen oder einfach Deinen Körper wahrnehmen.
2. Gehe mit Deiner Aufmerksamkeit in den Bereich Deiner Schultern. Sind sie verspannt? Wenn ja: Wo?
3. Stelle Dir Deine Schultern als Eisberge vor. Fühle die Schwere dieser Berge.
4. Dann stelle Dir über Dir eine Sonne vor, die das Eis zum Schmelzen bringt. Langsam schmelzen die Berge. Wasser fließt an Deinem Körper herunter. Spüre das Abschmelzen und Herunterfließen des visualisierten Wassers.
5. Diese Übung kann auch mit anderen Visualisierungen durchgeführt werden. Wichtig ist der Aspekt des Schmelzens oder Auflösens von Verhärtungen bzw. Verspannungen.

Schultermassage

1. Setze Dich auf einem Stuhl in die Mitte und strecke Deine Arme nach links und rechts auf Schulterhöhe aus.

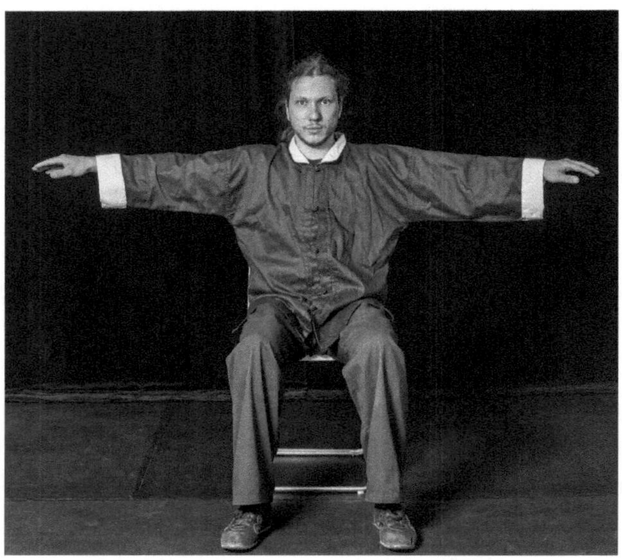

2. Bewege Dein rechtes Ohr so langsam und weit wie möglich an Deine rechte Schulter und danach das linke zur linken. Mit welcher Seite gelingt Dir die Bewegung leichter? Welches Ohr kommt näher an die Schulter?

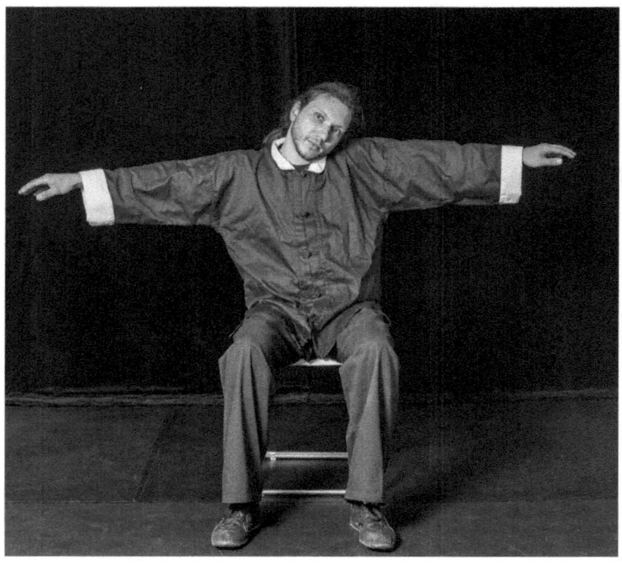

3. Hebe als nächstes Deinen rechten Arm nach oben. Strecke ihn senkrecht gen Himmel, so dass er Dein Ohr berührt. Der passive Arm bleibt weiter waagerecht ausgestreckt. Nicke mehrmals mit Deinem Kopf und lasse den Kontakt zwischen Ohr und Arm bestehen. Der Arm bewegt sich nicht. Wiederhole diese Bewegung mit der linken Seite.

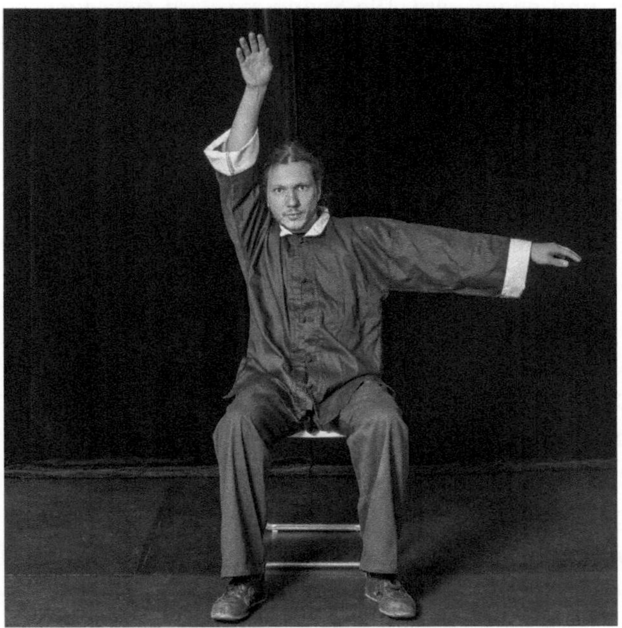

4. Starte wieder mit dem rechten, senkrecht nach oben gehaltenen Arm. Nun bewege ihn in Deiner Schulter nach oben und unten. Massiere auf diese Weise Deine rechte Gesichtshälfte und Dein rechtes Ohr. Führe dieselbe Bewegung auf der linken Seite aus. Was war für Dich angenehmer? Die Bewegung des Kopfnickens oder das Heben und Senken des Armes? Mit welcher Seite ging es einfacher?
5. Du kannst zur Kontrolle Deine Arme wieder waagerecht neben dem Körper halten und Dein Ohr jeweils an die rechte oder linke Schulter heranführen. Geht es jetzt einfacher und weiter als vorher?

Den Hals von innen lockern

1. Oft fällt uns gar nicht auf, wie sehr wir unser Gesicht, unseren Kiefer und Hals anspannen. Um sich dessen bewusst zu werden, spanne Deine Hals- und Mundmuskulatur an. Tue dies so langsam wie möglich und beobachte, wie durch die Spannung der Raum im Hals und Mund immer enger und enger wird. Die Spannung wird sich auch auf die Schultern und das Gesicht übertragen. Fühle in diese Bereiche hinein.
2. Löse die Spannung ganz bewusst auf. Stelle Dir dazu vor, wie sich der Raum in Deinem Hals und in Deinem Mund ausdehnt. Du kannst das Bild einer Blase nutzen, die größer wird.
3. Diese Übung ähnelt dem natürlichen Gähnen. Du kannst Deine Lippen geschlossen halten und ein Gähnen simulieren, um den Übungseffekt zu bewirken.

Der hängende Kiefer

1. Für diese Übung musst Du Dein Gesicht entspannen. Achte vor allem auf den Mund- und Kieferbereich. Beiße Deine Zähne fest zusammen und löse die dadurch entstandene Spannung wieder auf. Dein Unterkiefer bewegt sich dadurch nach unten.
2. Stelle Dir vor, wie Dein Unterkiefer nur lose an Deinem Schädel befestigt ist. Er wird links und rechts mit jeweils einem Faden gehalten.
3. Neige Deinen Kopf nach rechts. Lasse auch Deinen Kiefer zur rechten Seite fallen. Da er ganz locker am Schädel befestigt ist, fällt er gewissermaßen von allein in die gewünschte Position. Wiederhole die Bewegung zur linken Seite.

Checkliste für das Problemfeld mobile Endgeräte

1. Nutzt Du Deine mobilen Geräte nur, wenn es wirklich erforderlich ist?
2. Achtest Du auf eine aufrechte Körperhaltung, während Du telefonierst oder am Laptop schreibst?
3. Sind Deine Schultern bei der Nutzung von Handy oder Smartphone entspannt?
4. Wie fühlt sich Dein Rücken an, während Du diese Geräte verwendest?

Problemfeld Fernseher

Ein Fernseher kann zu den gleichen Problemen beisteuern wie ein Computer oder mobiles Endgerät: Schmerzen und Verspannungen in den Schultern und im Rücken. Der Grund liegt auch hier in der unnatürlichen Haltung des Kopfes. Wer TV sieht und sich dabei in einem Sessel oder auf einer Couch zurücklehnt, aber gleichzeitig den Kopf nach vorne streckt, um noch den Bildschirm zu sehen, erzeugt eine Fehlhaltung, die zu Schmerzen führen kann. Auch Menschen, die vor einem Fernseher liegen, können Haltungsschäden erleiden, denn es ist nur möglich, verkrampft auf einer Körperseite zu liegen, um den Fernseher noch sehen zu können. Darum sollte man seine Haltung immer wieder überprüfen und auch variieren, damit keine einseitige Belastung entsteht.

Übungen für das Problemfeld Fernseher

Übungsziel: Entspannung im Rücken und aufrechte Körperhaltung.

<u>Den Himmel berühren</u>

1. Stelle Dich aufrecht und entspannt hin. Verlagere Dein Körpergewicht zu gleichen Teilen auf beide Fußballen. Spüre den Druck in den Füßen.

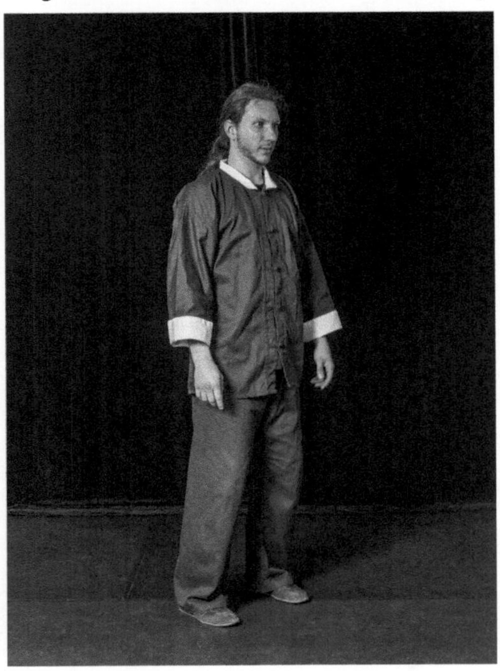

2. Gehe auf die Zehenspitzen und führe Deine Arme langsam seitlich nach oben, bis sie senkrecht stehen. Die Finger zeigen über Deinem Kopf zueinander und die Handflächen weisen nach oben.

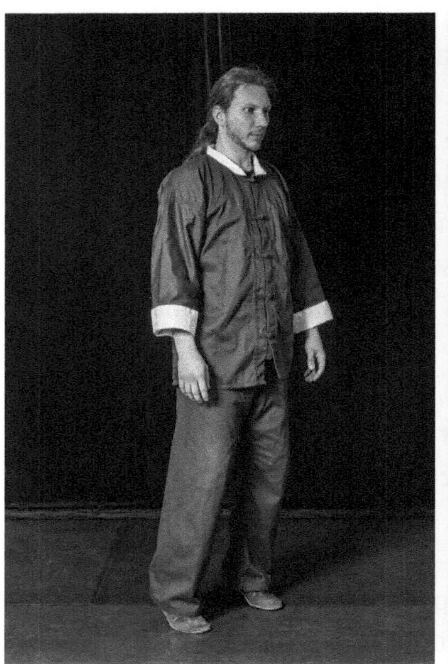

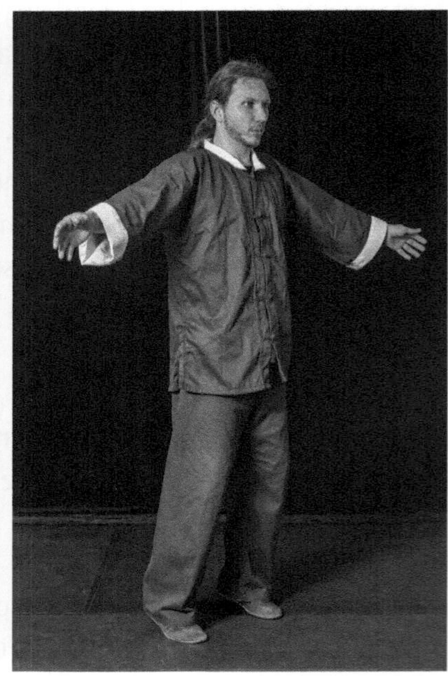

3. Strecke Dich komplett durch und sinke dann langsam in die Ausgangsposition zurück.

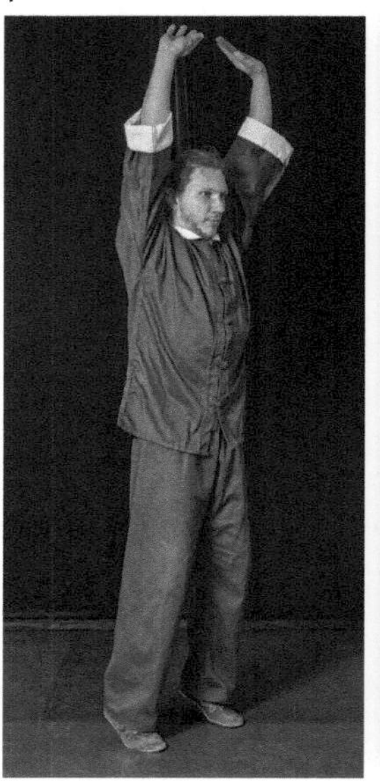

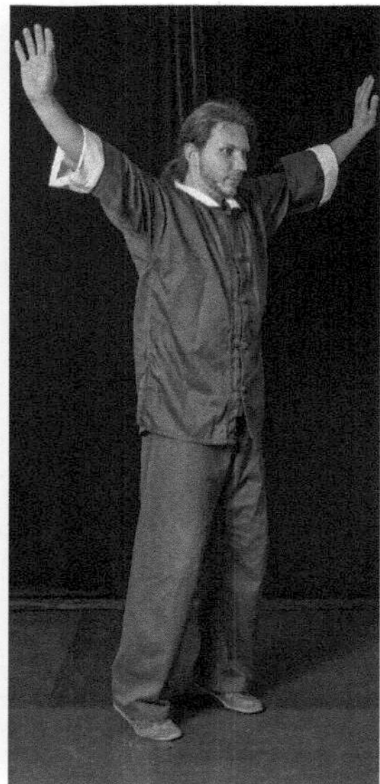

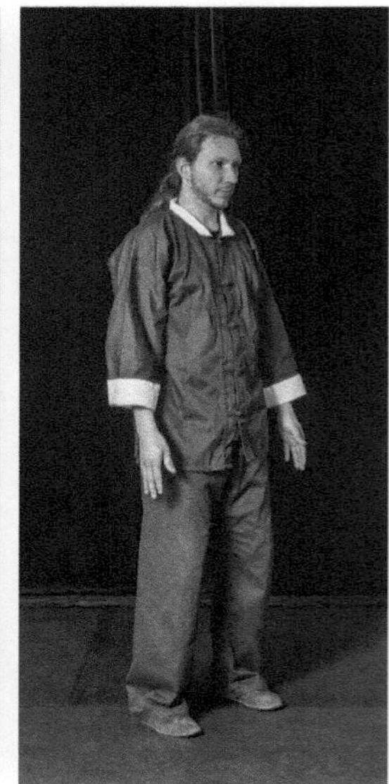

Das Pendel

1. Du stehst aufrecht und Dein Gewicht ist gleichmäßig auf beide Füße verteilt. Deine Arme hängen locker am Körper herunter.

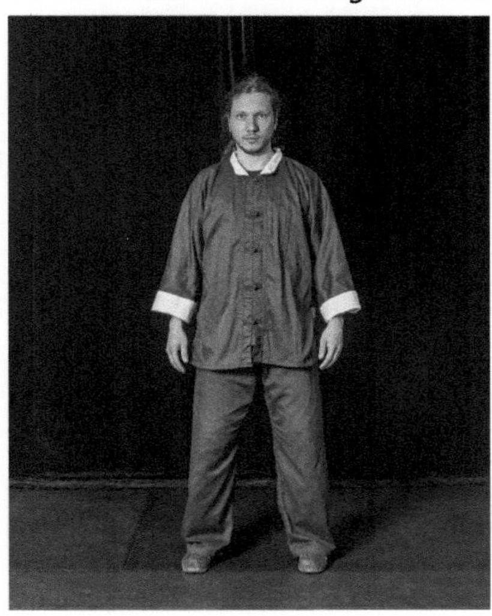

2. Drehe Dich langsam nach rechts und dann nach links. Nutze dafür Deine Vorstellungskraft. Es geht darum, dass sich nur Deine Wirbelsäule bewegen soll. Der Rest Deines Oberkörpers folgt dieser Bewegung. Dein Becken und Deine Beine sowie Dein Kopf bleiben aufrecht. Konzentriere Dich auf den unteren Rücken und Dein Steißbein.

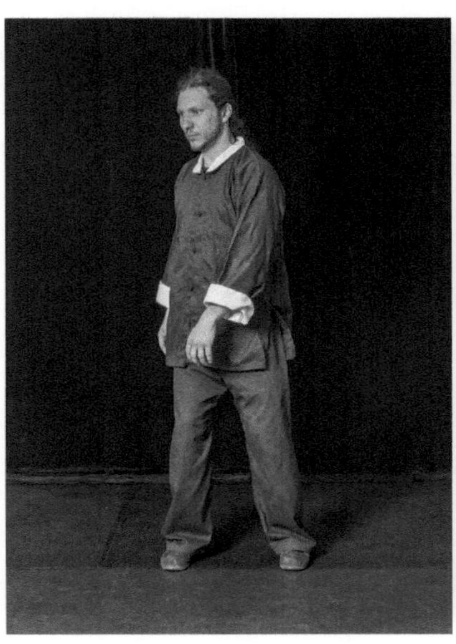

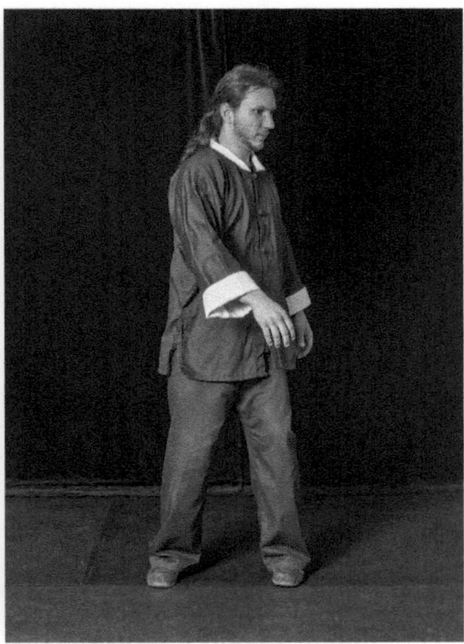

3. Wiederhole einige Male das Drehen von rechts nach links und wieder zurück, so dass Deine Arme wie Pendel hin und her geschwungen werden. Sie schwingen nicht aktiv. Das Schwingen ist eine Folge der Wirbelsäulenbewegungen!

Checkliste für das Problemfeld Fernseher

1. Wie siehst Du in der Regel fern? Im Sitzen oder Liegen? Wo befindet sich Dein Kopf?
2. Änderst Du immer wieder Deine Körperhaltung?

2.2 Haltung, Bewegung und Beschwerden im Alltag

Alltag bedeutet mehr, als nur vor dem Computer oder Fernseher zu sitzen. Wir gehen einer Arbeit nach, besuchen Freunde, treiben Sport, kaufen ein oder spazieren an der frischen Luft. Auch bei diesen und vielen weiteren Tätigkeiten wird unser Körper immer einer ganz bestimmten Belastung ausgesetzt. Oftmals spüren wir diese Belastung gar nicht mehr, weil sie entweder nicht sonderlich stark ist oder wir das Gespür für unseren Körper verloren haben. Der Alltag ist die beste Trainingszeit, um unser Bewusstsein für den eigenen Körper neu zu entdecken.

Die richtige Körperhaltung

Im Tai Chi spielt die Ausrichtung des Körpers im Stand und in der Bewegung eine essenzielle Rolle. Im asiatischen Kulturkreis hat der richtige Stand eine wesentlich größere Bedeutung als bei uns. Dabei ist das richtige Stehen nicht nur für Asiaten wichtig. Jeder Mensch muss gut stehen können. Der richtige Stand gibt uns mehr Sicherheit und dadurch mehr Gelassenheit. Er ist wichtig, um das eigene Gleichgewicht kontrollieren zu können. Ob eine Bewegung im Tai Chi oder im Alltag entspannt und gesund ausgeführt wird, hängt zum großen Teil von unserem Gleichgewicht ab. Ein sicherer Stand ermöglicht uns, neue Wahrnehmungseindrücke zu gewinnen. Unsere Füße sind eine Verbindung zur Erde. Durch unsere Füße spüren wir die Erde und können uns mit ihr verbinden. Durch diese Verbundenheit entsteht etwas, das man mit den Wurzeln eines Baumes vergleichen kann, die tief in die Erde hineinreichen. Ent-

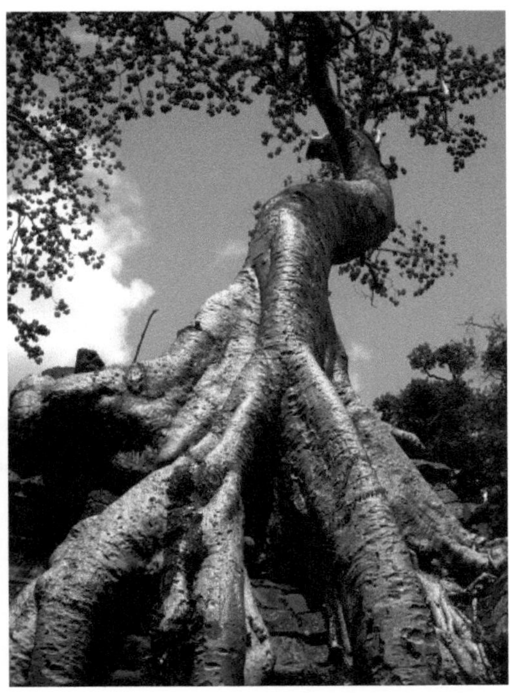

© Reiner Schedl / pixelio.de

spannte und sicher stehende Füße erlauben uns, ein Gespür für unsere Bewegung und für den Boden zu entwickeln. Wir können spüren, wie und worauf wir stehen.

Ein sicherer Stand ist im Tai Chi die Grundlage für viele Partnerübungen und die Basis für eine effektive Selbstverteidigung. Durch die Kontrolle des eigenen Gleichgewichts über den eigenen Stand können wir das Gleichgewicht bzw. Ungleichgewicht des Gegenübers kontrollieren und manipulieren. Wir sind in der Lage, eine äußere Kraft aufzunehmen und in einen Bereich unserer Umwelt zu lenken, in welchem sie keine Gefahr mehr für uns darstellt. Oft ist davon zu hören und zu lesen, dass man beim Tai Chi die Kraft in den Boden lenken solle. Dies gelingt nur, wenn der Übende sicher und fest verwurzelt steht. Außerdem wirkt sich ein entspannter und zugleich fester Stand positiv auf die Psyche aus, weil die Standfestigkeit zu mehr Gelassenheit beiträgt.

So nimmst Du eine sichere und entspannte Körperhaltung ein:

1. Das Körpergewicht ist zu gleichen Teilen auf beide Füße verteilt; es wird durch den Yung-Chuan-Punkt auf beide Fußsohlen verlagert. Dieser Punkt befindet sich in der Mitte des Fußballens.
2. Die Füße stehen flach auf dem Boden und sind entspannt.
3. Die Knie sind leicht gebeugt, die Waden und die Schenkel sind ohne Spannung. Die Knie sollten sich genau über den Zehenspitzen befinden. In seltenen Fällen, nämlich genau dann, wenn das Gewicht im Körper gut organisiert werden kann, dürfen die Knie auch leicht über die Zehenspitzen hinausreichen.
4. Das Gesäß ist eingezogen und die Pobacken- und Oberschenkelmuskeln sind ohne Spannung.

5. Die Hüften sind entspannt. Die Hüftgelenke fühlen sich an, als würden sie locker hängen und von den Beinen getragen werden.

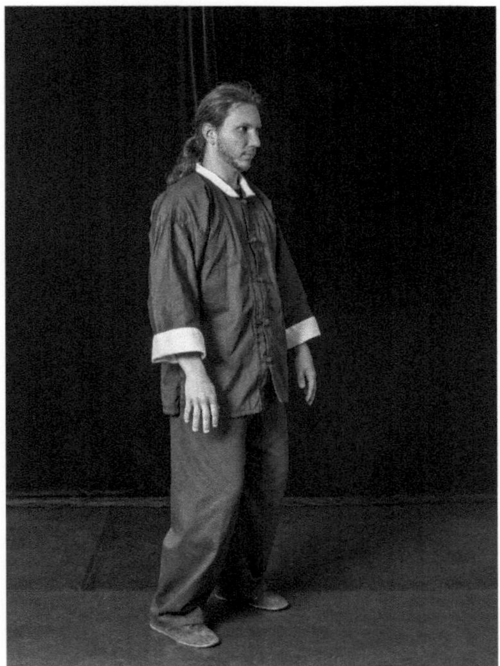

6. Der untere Rücken ist gerundet. Dies wird dadurch erreicht, dass man sich vorstellt, ein Gewicht würde am Steißbein hängen und den Rücken nach unten ziehen.
7. Die Schultern sind entspannt und liegen auf der Brust auf. Sie sind etwas nach vorne gewölbt, damit der Brustkorb hohl ist und der Rükken gerundet werden kann.
8. Der Kopf wird so gehalten, als wäre am Scheitelpunkt eine Schnur befestigt, an der der Körper herunterhängt. Die Gesichtsmuskeln sind entspannt und der Mund ist weder fest verschlossen noch weit geöffnet. Die Zungenspitze wird an den Gaumen angelegt.
9. Die Arme hängen locker herab. Die Ellbogen sind leicht gerundet und nicht durchgestreckt. Unter den Achselhöhlen wird ein wenig Raum gelassen.

10. Die Finger sind entspannt. Du kannst Dir vorstellen, dass von den Fingerspitzen Wassertropfen herabfallen.

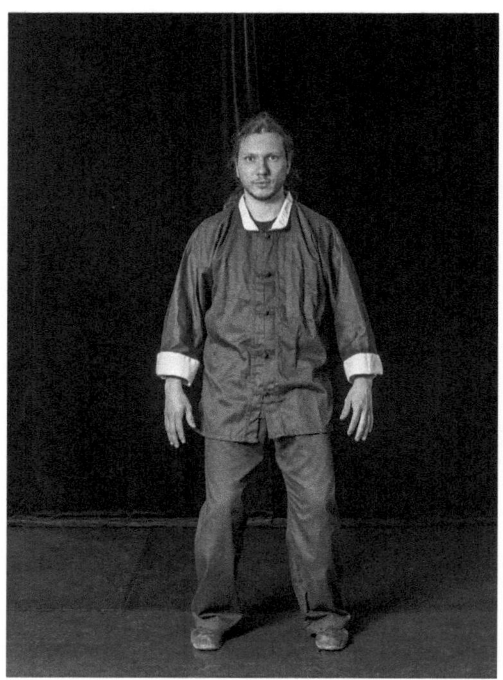

Während Du stehst, sollte sich Dein Unterkörper schwer anfühlen und Dein Oberkörper leicht. Durch diese Haltung erreichst Du eine maximale Entspannung und kannst Dich mühelos bewegen. Durch diese Körperhaltung richten wir den Körper so aus, dass alle Gelenke geöffnet und unnötige Blockaden vermieden werden. Aus der Perspektive der Traditionellen Chinesischen Medizin gesehen, würde man sagen, dass die Energie im Körper frei zirkulieren kann.

Übung für eine bewusste und gesunde Körperhaltung

Übungsziele: Entspannung des gesamten Körpers, Gleichgewicht sowie Training der Skelettmuskulatur und Wahrnehmung körperinnerer Prozesse.

Stehen wie eine Säule

1. Stelle Dich wie oben beschrieben aufrecht hin. Entspanne Deinen Körper, lass die Arme locker herunterhängen. Stelle Dir wieder ein Seil vor, das vom Himmel hängt und an Deinem Scheitelpunkt befestigt ist. Dein Körper hängt locker an diesem Seil und Du kannst Dich vollkommen entspannen.
2. Spiele ein bisschen mit Deinem Gleichgewicht. Wippe langsam zwischen Fußballen und Hacken hin und her. Verlagere Dein Körpergewicht abwechselnd auf das linke und dann auf das rechte Bein.
3. Komme dann zur Ruhe und bringe fünf Punkte auf eine Linie: Scheitel - Ohren - Schultern - Hüften - Knöchel.
4. Um mental zur Ruhe zu kommen, kannst Du Deine Atemzüge zählen oder Dir einen imaginären Punkt hinter Dir vorstellen, auf den Du Deine Aufmerksamkeit lenkst.
5. Senke Deinen Körper, indem Du etwas in die Knie gehst. Deine Knie sollten nicht über die Zehen hinausreichen.
6. Das Gewicht ruht gleichmäßig auf beiden Füßen. Versuche, den Druck Deines Körpers in den Füßen zu spüren.
7. Kontrolliere als nächstes Deine Hüfte. Solltest du unnötige Spannung feststellen, löse sie, indem Du Dir die verspannte Stelle als schmelzenden Eisberg oder Ähnliches vorstellst.
8. Schließe Deine Augen und gehe Deinen Körper von oben bis unten mit voller Aufmerksamkeit durch. Überprüfe jede Stelle auf potentielle Verspannungen oder ungünstige Haltungen und löse sie durch gezielte Entspannung.
9. Du stehst noch immer so, als wärest Du am Scheitel aufgehängt. Entspanne der Reihe nach Deine Schultern und Hüften, die Ellbogen und Knie, Deine Hände und Füße.
10. Dein Körpergewicht kann nun nach unten sinken. Löse die Spannung am Steißbein, indem Du Dir vorstellst, wie es nach unten gezogen wird.
11. Hebe als nächstes die Arme an, die durch das Sinken Deines Körpers nahezu automatisch nach oben steigen. Auf Brusthöhe sind sie leicht

nach vorne ausgestreckt. Die Ellbogen sind tiefer als die Hände. Die Daumen zeigen nach oben, die Handflächen weisen nach innen. Du kannst Dir vorstellen, dass Du einen großen Ball umarmst, indem Du einen runden Rücken machst.

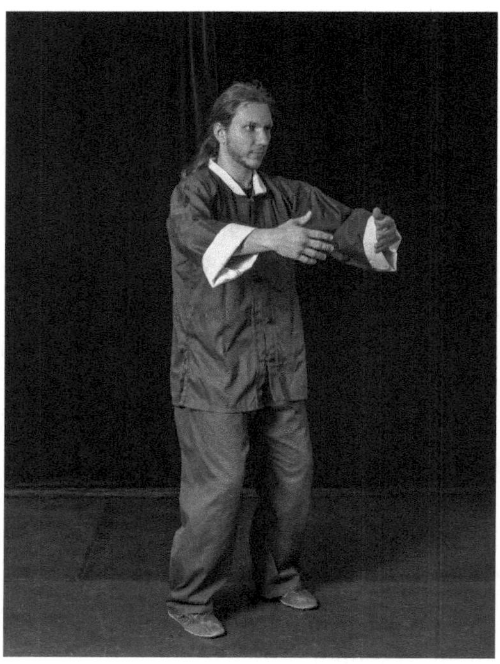

12. Überprüfe Deinen Körper immer wieder auf Verspannungen und löse diese gezielt auf. Bleibe solange in der Position stehen, wie es Dir gut tut und löse die Haltung danach langsam auf, indem Du Deine Arme sinken lässt, die Augen öffnest und Dich langsam rückwärts bewegst.

Checkliste für die richtige Körperhaltung

1. Ist Dein Körpergewicht gleichmäßig verteilt?
2. Benutzt Du nur so viel Spannung wie notwendig ist, um geradeso aufrecht zu stehen?
3. Befinden sich Deine Knie immer über den Füßen und reichen nie über die Zehen hinaus?
4. Ist Dein unterer Rücken entspannt?
5. Ist Dein Kopf gerade?
6. Fühlt sich Dein Oberkörper leichter an als Dein Unterkörper?

Der einfache Gang

Wie gehst Du eigentlich? Gehst Du eher schnell oder langsam? Machst Du große oder kleine Schritte? Wie bewegen sich Deine Arme während Du gehst? Wie hältst Du Deinen Kopf dabei? Tut Dir vielleicht der Rücken weh, wenn Du längere Zeit gelaufen bist? Viele Menschen haben es verlernt, richtig zu gehen. Entweder eilen sie hektisch von einem Ort zum nächsten, oder sie schleichen schwerfällig vor sich hin. Anhand dessen, wie ein Mensch geht, kann man seine Lebenseinstellung in einem groben Rahmen ablesen. Der Gang hängt eng mit der Körperhaltung zusammen. Wer krumm steht und die Schultern hochzieht, wird sich vermutlich nicht natürlich und frei bewegen können. Seine Körperhaltung ist nicht nur ein Hinweis auf physische Verspannungen, sondern auch auf emotionale oder psychische Blockaden. Wer sich viel zu schnell und hektisch fortbewegt, wird vermutlich ungeduldig sein. Und wer ganz langsam vor sich hin trabt, wird wahrscheinlich zur Lethargie neigen.

Obwohl unsere Füße täglich harte Arbeit verrichten und unser gesamtes Körpergewicht tragen müssen, schenken wir ihnen nur wenig Beachtung. Wir blicken lieber in den Spiegel und pflegen unser Gesicht und unsere Haare. Darum ist es nicht verwunderlich, wenn manche Physiotherapeuten und Orthopäden der Meinung sind, dass der Fuß des modernen Menschen degeneriert sei. Durch die vermehrte Sitztätigkeit sind unsere Füße nicht ausreichend genug belastet und damit regelrecht unterfordert. Durch mehr Bewegung, vor allem aber durch mehr bewusste Bewegung, kann hier ein Ausgleich geschaffen werden. Durch das Tragen von festem Schuhwerk werden speziell die kleineren Fußmuskeln zur Untätigkeit gezwungen. Heutzutage gibt es kaum jemanden, der noch barfuß läuft. Und wenn doch, dann beginnen die Füße bereits bei den kleinsten Unebenheiten des Bodens zu schmerzen. Weil die Muskeln des Fußes geschwächt sind, verliert das Fußgewölbe seinen Halt. Hohlfuß, Plattfuß und Spreizfuß sind die Folgen. Werden die Füße ungleichmäßig belastet, so wirkt sich dies unmittelbar auf die Nackenmuskulatur aus. Sie verspannt und beginnt zu schmerzen. Somit sind der oberste und unterste Teil unseres Körpers miteinander verbunden und bedingen einander. Ebenso hat die Kopfhaltung einen Einfluss darauf, wie wir die Füße bewegen und unsere Füße bestimmen zu einem gewissen Teil die Haltung des Kopfes. Da sich sehr viele Nervenenden und Sensoren in den

Füßen befinden, haben diese einen maßgeblichen Einfluss auf die Entspannung und Spannung von Muskeln im gesamten Körper. Verspannungen und Haltungsfehler entstehen durch fehlende oder falsche Anreize in den Füßen.

Ein gesunder Gang ist nicht nur entspannend und schonend, sondern auch elegant. Wer aufrecht geht und seinen Körper bewusst einsetzt, hat eine völlig andere Ausstrahlung als jemand, der unbedacht seine Füße fallen lässt.

Richtig gehen heißt, locker zu gehen. Richtig gehen ist Entspannung und eine Körpermassage. Es bedeutet keinesfalls Anstrengung oder Mühe. Richtig gehen macht Spaß. Wer regelmäßig geht und dabei auf korrekte Bewegungen achtet, der steigert nicht nur die allgemeine Leistungsbereitschaft und Ausdauer seines Körpers, sondern beugt auch Zivilisationskrankheiten, wie Diabetes oder Bluthochdruck, vor. Richtiges Gehen fördert das Gleichgewicht und die Koordinationsfähigkeit. Monotones Gehen kann in einen meditativen Zustand führen und zur geistigen Entspannung beitragen. Außerdem hält es die Gelenke sprichwörtlich in Schwung.

So gehst Du richtig:

1. Mache lieber kleine Schritte statt zu große.
2. Lass Dich nicht in den Fuß „hineinfallen". Setz Deinen Fuß mit der Hacke auf und rolle ihn dann nach vorne ab. Achte auf eine ruhige Verlagerung des Körpergewichts von dem hinteren Bein auf das vordere.
3. Halte das Körpergewicht nach Möglichkeit auf dem hinteren Bein, bis Du das vordere Bein sicher abgestellt hast.
4. Drücke niemals die Knie durch.
5. Halte Deine Knie stets hinter bzw. genau über den Zehen.
6. Achte darauf, Deine Hüfte in die Gehbewegung hineinzubringen. Die Bewegung des Fußes startet in der Hüftdrehung.
7. Lass Deine Arme locker am Körper schaukeln.
8. Bleib aufrecht und lasse Deinen Oberkörper nicht zu stark nach vorne kippen.
9. Gehe „wohlwollend erhaben".
10. Drücke Dich so wenig wie möglich mit dem hinteren Bein vom Boden ab. Jedes übermäßige Abdrücken erzeugt eine Bewegung, die vom vorderen Bein gebremst werden muss und darum verschleißend wirkt. Es verhält sich wie mit einem Auto, bei welchem ständig Gas gegeben und gebremst wird. Dank der Schwerkraft bist Du bereits in Bewegung – nämlich nach unten. Steuere diese nach unten wirkenden Kräfte nach vorne und Du bewegst Dich „fließend" und ohne Unterbrechungen.

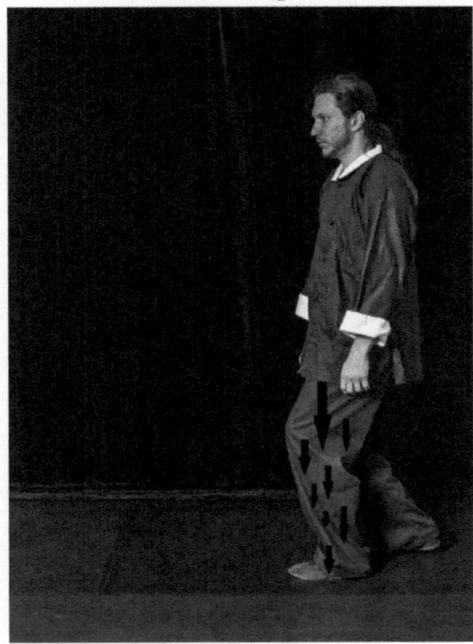

Bildfolge für den einfachen Gang:

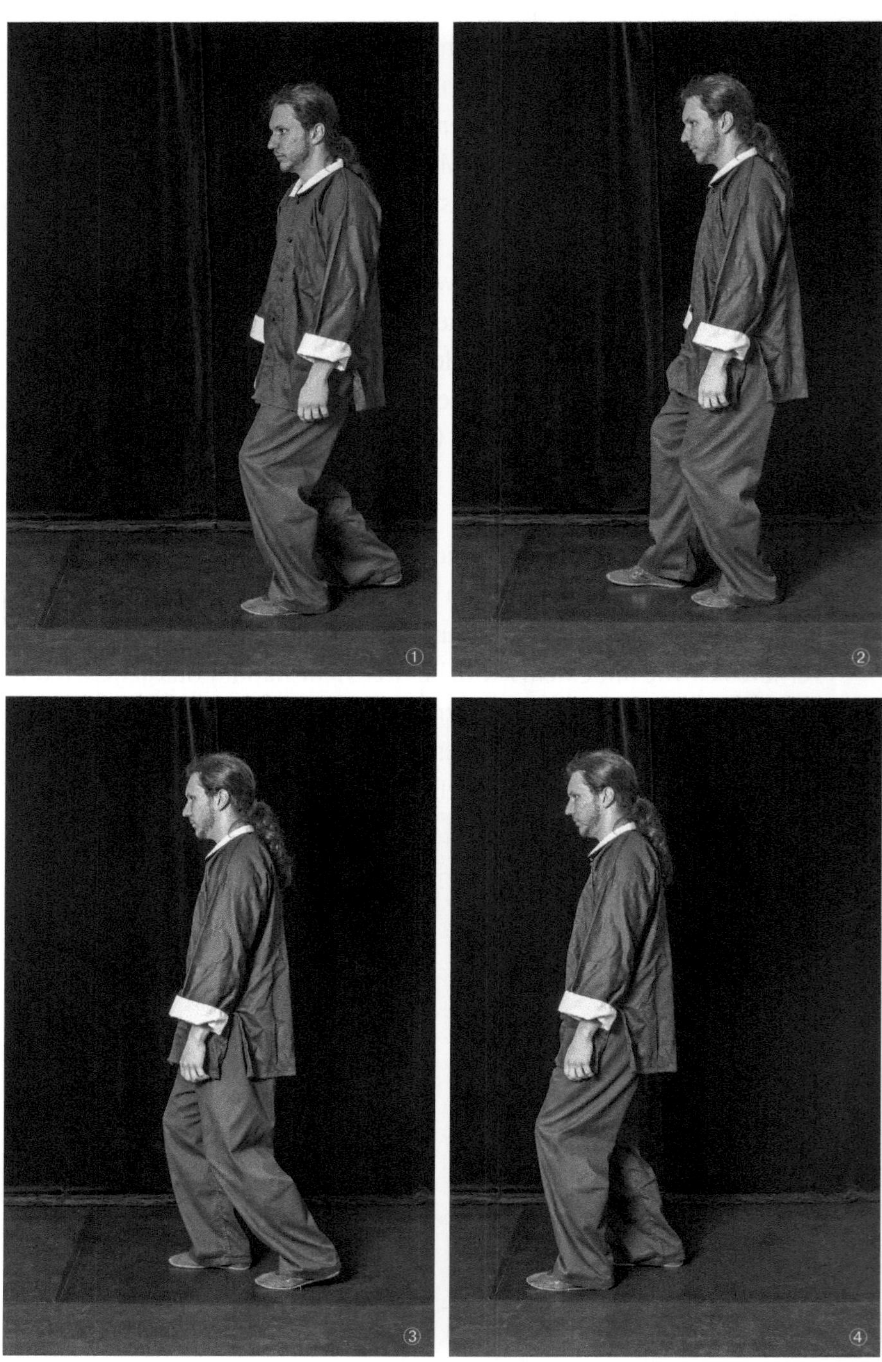

Bild 1: Gewicht ruht auf dem vorderen Bein. Die Hüfte bewegt sich nach vorne links.

Bild 2: Der vordere Fuß hebt vom Boden ab durch eine komplette Gewichtsverlagerung auf das linke Bein. Durch die Hüftbewegung gelangt der rechte Fuß nach vorne und wird dort abgesetzt.

Bild 3: Gewicht wird auf das rechte Bein verlagert, wodurch sich das linke Bein leicht vom Boden abhebt.

Bild 4: Das Gewicht wird gänzlich auf das rechte Bein verlagert. Die Hüfte wird nach rechts bewegt. Das linke Bein wird gehoben und kann nach vorne gesetzt werden.

Wer richtig geht, tut nicht nur etwas für die eigene Gesundheit, sondern wirkt auch gleichzeitig viel attraktiver. Du kannst den richtigen Gang eines Menschen mit dem Gang einer Wildkatze vergleichen: entspannt und elegant, leicht und kraftvoll. Wenn Du Dich schleppst und so Dein Körpergewicht von dem einen Fuß auf den anderen wuchtest, erhalten Deine Gelenke bei jeder Bewegung einen Schlag. Es kommt zu Abnutzungserscheinungen und zu Fehlhaltungen. Achte darauf, beim Gehen nicht nur die Beine und Füße zu benutzen, sondern Deinen gesamten Körper zu bewegen. So werden Kraft und Gewicht gleichmäßig verteilt und eine gesunde Körperstruktur beugt Verschleißerscheinungen vor.

Es bedarf einiger Umgewöhnungszeit, damit der richtige Gang zur Normalität wird. Wer sich täglich 10 bis 15 Minuten Zeit zum Üben nimmt, erkennt schon bald die positiven Ergebnisse und wird bemüht sein, diese im Alltag immer wieder bewusst einzusetzen. Gehe zur Übung eine gerade Strecke langsam geradeaus. Halte Deine Hände auf den Oberschenkeln und achte darauf, wie sich Dein Oberkörper bewegt, wenn Du gehst.

Bewegst Du das linke Bein vor, so bewegt sich auch der linke Oberkörper mit nach vorne. Ebenso verhält es sich mit dem rechten Bein. Lass dann den rechten Oberschenkel los. Deine linke Hand hält weiter den linken Oberschenkel. Die rechte Hand hängt locker am Körper herunter. Gehe weiter geradeaus. Dann wechsle die Seiten: Die linke Hand löst sich vom Oberschenkel und die rechte wird wieder auf den rechten Oberschenkel gelegt. Lasse zum Schluss beide Schenkel los. Was hast Du während der Bewegungen gespürt? Wo gab es eventuell Schmerzen oder Verspannungen? Konntest Du die Arme richtig hängen lassen?

Steck als nächstes Deine Daumen in die Hosentaschen oder in den Gürtel bzw. in die Hose. Geh wieder geradeaus. Bleib locker und achte darauf, dass die Hüfte durch Schwung die Gehbewegung beginnen lässt. Stell Dir vor, dass Kaugummi an Deinen Fußsohlen klebt. Mache ganz langsam einen Schritt nach vorne. Kurz bevor die Ferse des nach vorne gestreckten Beins auf dem Boden aufsetzt, richte Dein Becken auf. Zur Unterstützung wird der eingehakte Daumen auf der Seite des Standbeines nach vorne gezogen. Die Ferse des Standbeins bleibt kurz am Boden haften, bevor das Gewicht endgültig auf das vordere Bein verlagert wird. Wenn das Gewicht nach vorne geht, darf der Körper nicht aufgestampft werden. Du bewegst Dich nach vorne, indem Du in das Standbein hineinsinkst. Der visualisierte Kaugummi hält die Fersen am Boden fest. Die Schultern schwingen passiv mit. Während des Gehens kannst Du Dir auch vorstellen, wie Dir Wurzeln aus den Füßen wachsen und tief in den Boden hineinragen.

Übungen für einen bewussten und gesunden Gang

Übungsziele: Gleichgewicht, Koordination, angemessene Gewichtsverlagerungen, Entspannung des Körpers.

Die Hüfttür öffnen

1. Du stehst aufrecht, Deine Füße stehen sich schulterbreit parallel gegenüber.

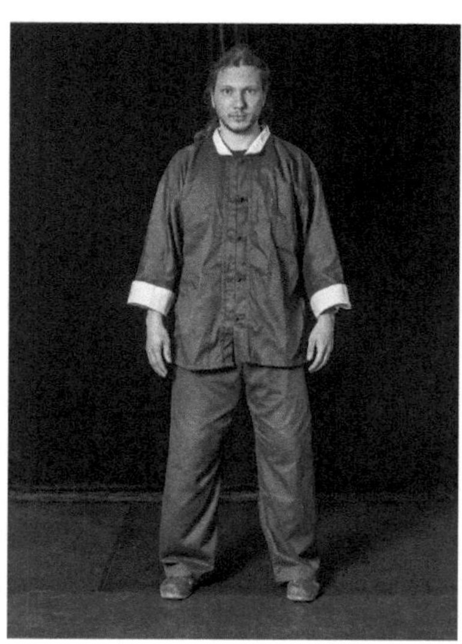

2. Deine rechte Hand liegt in der rechten Leiste. Der Daumen liegt ungefähr auf der Gürtellinie auf.
3. Lege Deine linke Hand neben der rechten so ab, dass sich beide Zeigefinger nebeneinander finden und sich berühren.

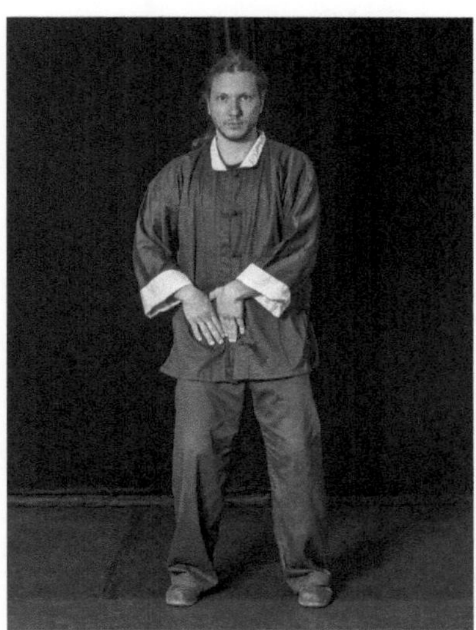

4. Verlagere Dein Körpergewicht vollständig auf das rechte Bein.
5. Sinke im Körper, indem Du entspannst, Deine Knie leicht nach vorne schiebst und Dein Becken etwas nach rechts drehst. Das linke Bein hebt durch diese Bewegungen vom Boden ab.

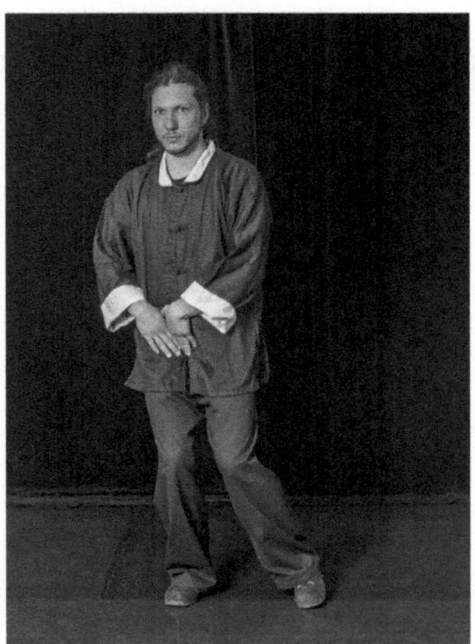

6. Wende Dich als nächstes nach links. Drehe Dich dazu im Becken zur linken Seite. Das Gewicht bleibt noch vollständig auf dem rechten Fuß. Wenn Du die Bewegung korrekt ausgeführt hast, dann haben sich Deine Hände voneinander entfernt.

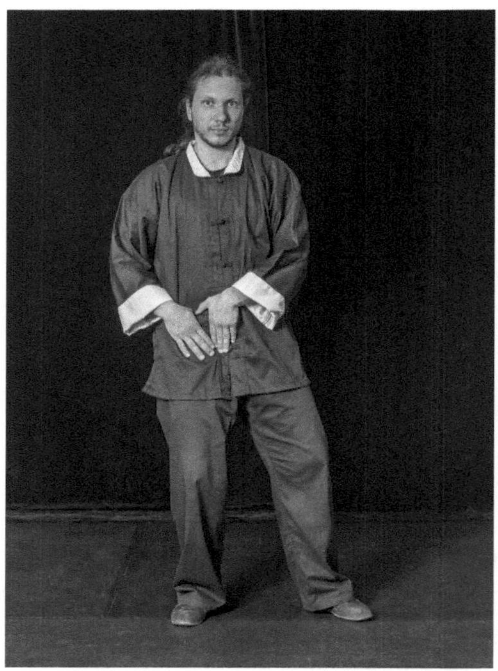

7. Setze den linken Fuß langsam dort ab, wo er auf natürliche Weise aufsetzt und wiederhole die gesamte Übung mit Deiner linken Hüfte.

Setzen statt fallen

1. Du stehst schulterbreit und Dein Gewicht ist gleichmäßig auf beide Füße verteilt.
2. Setze Deinen linken Fuß nach vorne. Dafür kannst Du die Bewegungsfolge aus der vorherigen Übung nutzen.

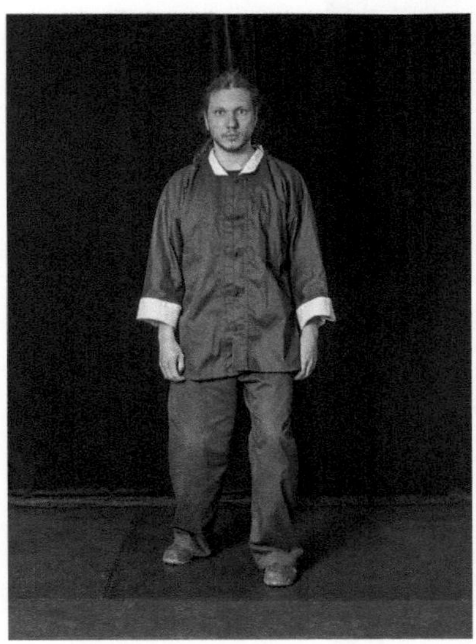

3. Verlagere Dein gesamtes Gewicht auf das linke Bein. Sobald sich Dein rechter Fuß dadurch vom Boden abhebt führst Du ihn nach vorne, indem du Deine Körpermitte nach links drehst.

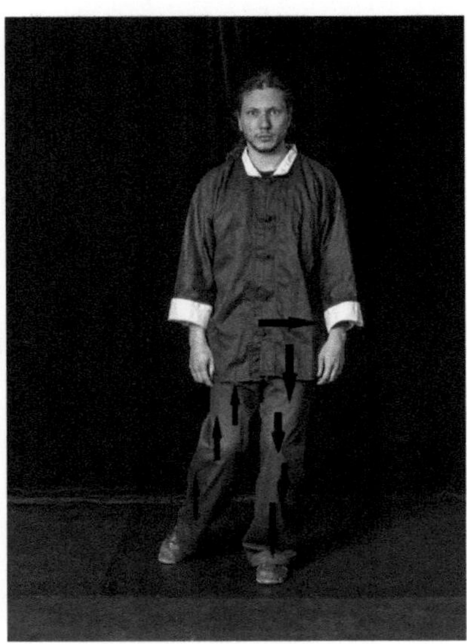

4. Setze den rechten Fuß vor dem linken ab. Lass ihn sanft nach unten absetzen, indem Du immer mehr Spannung aus Deinem Bein und Deiner Hüfte nimmst.

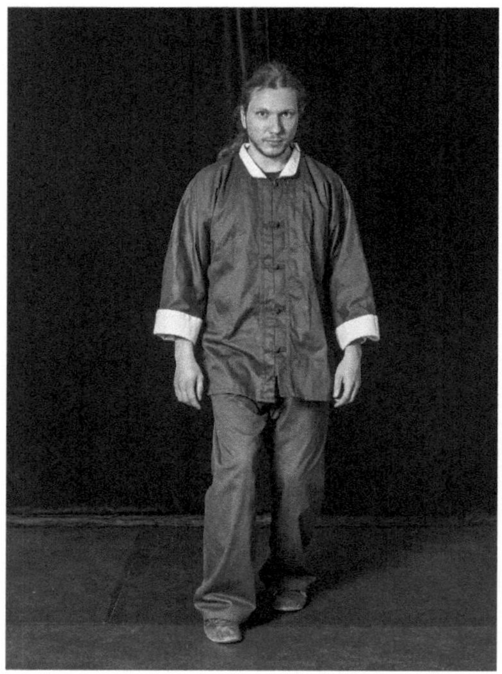

5. Gehe auf diese Weise mehrere Schritte nach vorne.

Checkliste für den einfachen Gang

1. Rollst Du mit Deinem Fuß sanft ab oder lässt Du Dich auf den Fuß fallen?
2. Bewegt sich der ganze Körper beim Gehen oder bewegen sich nur die Beine und Füße?
3. Was machen Deine Arme während des Gehens?
4. Spürst Du die Verbindung zwischen Deinen Füßen und Deinem Nacken?
5. Entspannst Du Dich bei jeder Bewegung?
6. Initiiert Deine Körpermitte die Gehbewegungen?

Richtig heben und tragen

Der Mensch trägt, seitdem er aufrecht stehen und laufen kann. Das Tragen ist eine wichtige Tätigkeit, die in unserem Alltag unumgänglich ist. Oftmals wird etwas gehoben und getragen, ohne der Art und Weise dieser Tätigkeit ausreichend Beachtung zu schenken. Dabei ist das *Wie* ausschlaggebend, wenn man sich gesund, entspannt und verschleißarm bewegen möchte. Tai Chi umfasst das anwendbare Wissen, die Belastungen für den Körper beim Heben und Tragen zu reduzieren. Dafür ist ein Gespür für Kraftverläufe innerhalb des eigenen Körpers erforderlich.

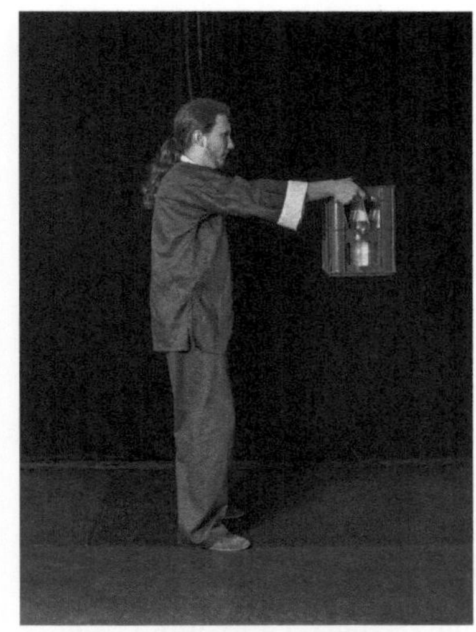

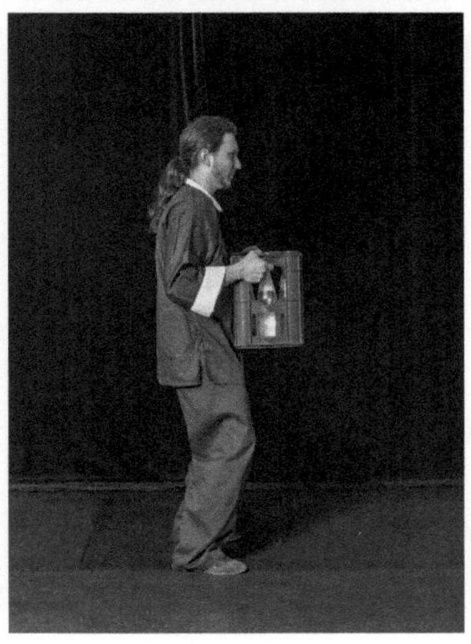

Mache den Test:

Hebe einen schweren Gegenstand, z.B. einen vollen Getränkekasten, vom Tisch an und lass dabei die Arme ausgestreckt. Du wirst spüren, wie schwer der Kasten ist und welche Belastung Dein Körper im Arm-, Schulter- und Rückenbereich aushalten muss. Wenn Du den Kasten das zweite Mal anhebst, lass Deine Ellbogen fallen und ziehe den Kasten so nah wie möglich an Deinen Körper heran. Der Kraftverlauf ist nun ein anderer und das schwere Gewicht kann besser verteilt werden. Wenn Du zudem Deinen Rücken rund machst, die Knie leicht beugst und auf eine weitgehende Entspannung der Muskeln achtest, dann kann das Gewicht des Kastens durch Deinen Körper in den Boden hineingeleitet werden.

Richtiges Heben und Tragen von Gegenständen beginnt bereits bei der Selbsteinschätzung. Oft kommt es zu Leistenbrüchen oder Rückenschmerzen, weil man sich zu viel zugemutet hat. Mach darum vor jedem Heben von Gegenstän-

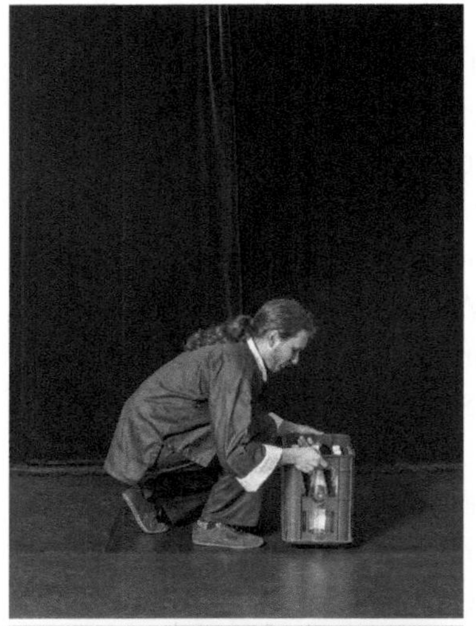

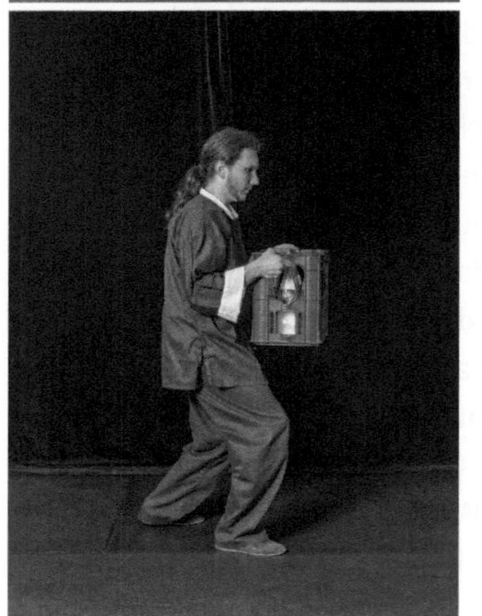

den, bei denen Du weißt, dass es sich um schwere Objekte handelt, einen kleinen Test und prüfe, ob Dein Körper die Last überhaupt tragen kann.

Um schonend etwas anzuheben, ist es wichtig, den Rücken aufrecht zu lassen. Hebe aus der Kniebeuge heraus und lass den Rücken gerade. „Gerade" meint in diesem Fall nicht, dass Du Deine Wirbelsäule steif halten sollst. Es geht vielmehr darum, den Rücken aufrecht zu lassen. Wenn Du aus der Hocke etwas Schweres anhebst, dann stell Dir vor, dass Du Dich mit Deinem Körper von dem Boden abdrückst. Dadurch hebst Du das Gewicht mit Deinem gesamten Körper und nicht nur mit den Armen oder Beinen. Gewöhne Dir an, schwere Last möglichst nah am Körper, also am eigenen Kraftzentrum, zu tragen. Eine gewisse Grundspannung im Bauch stützt die Wirbelsäule. Sei beim Heben niemals schlaff. Führe immer Ganzkörperbewegungen aus.

Wenn Du etwas hebst bzw. trägst, ist es unklug, sich in diesem Moment beispielsweise nach etwas anderem umzusehen und dabei nur den Kopf zu drehen. Dadurch verschiebt sich die Körperstruktur und die Kraftverläufe verändern sich. Wenn Du Dich umdrehen musst, dann tue dies nur mit dem gesamten Körper.

Beim Tragen sollte man einseitige Belastungen vermeiden. Sie entstehen vor allem durch. Vermeide es, Einkaufstüten, Rucksäcke oder Handtaschen nur auf einer Körperseite zu tragen. Wechsle den Tragearm regelmäßig. So bietet es sich an, beim Einkaufen besser zwei leichte Tüten in beiden Händen zu tragen, als eine schwere in einer Hand.

Übungen für bewusstes und gesundes Heben und Tragen
Übungsziele: Kraftwege im Körper erkennen, Kraft bewusst leiten, Training der Halte- bzw. Stützmuskulatur.

<u>Das Gewicht spüren</u>

1. Stell Dich vor einen Tisch, auf dem ein schwerer Gegenstand liegt. Das kann ein Alltagsgegenstand oder eine Gewichtshantel sein.
2. Strecke Deinen rechten Arm nach vorne aus und greife das Gewicht mit der rechten Hand.

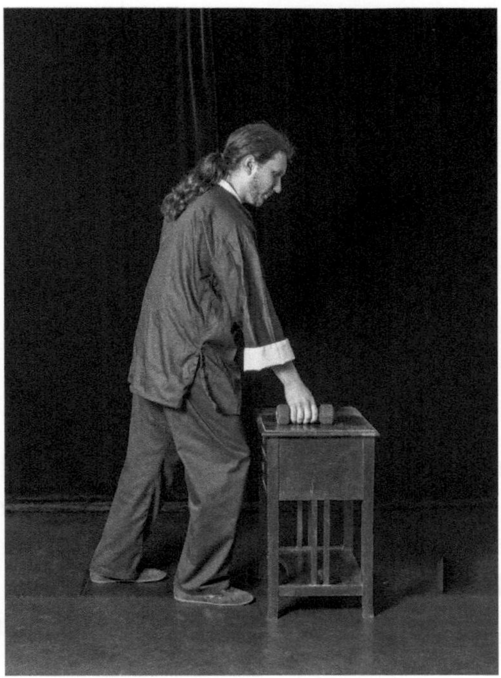

3. Hebe als nächstes Deinen Arm. Halte den Gegenstand solange oben, bis Du eine deutliche Anspannung spürst. Setze dann den Gegenstand ab. Wiederhole die Bewegung mehrere Male.

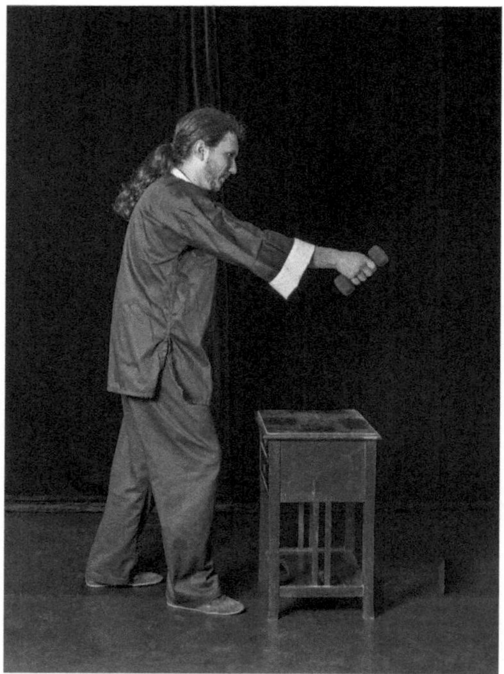

4. Im nächsten Schritt greifst Du abermals nach dem Gewicht. Hebe es wieder langsam an. Spüre dieses Mal in Deinen Körper hinein: Welche Körperteile sind an der Bewegung beteiligt? Wo wird das Gewicht am deutlichsten spürbar? Lege das Gewicht danach wieder ab.
5. Nach einer kurzen Pause führst Du die beschriebene Übung mit der linken Seite aus.

Der Arm ist zu wenig

1. Die Ausgangsposition ist dieselbe wie in der vorherigen Übung. Greife mit der rechten Hand nach dem Gewicht. Halte es locker, aber hebe es noch nicht an.
2. Entspanne Deinen gesamten Körper und stelle Dich so hin, wie im Kapitel über die richtige Körperhaltung beschrieben.
3. Sinke mit Deinem Körper leicht nach unten. Bleibe entspannt, so dass sich auch der haltende Arm in Bewegung setzen kann. Um eine einheitliche Bewegung zu erreichen, kannst Du den gesamten Körper komplett anspannen und die Spannung mit einem langen Ausatmen lösen.

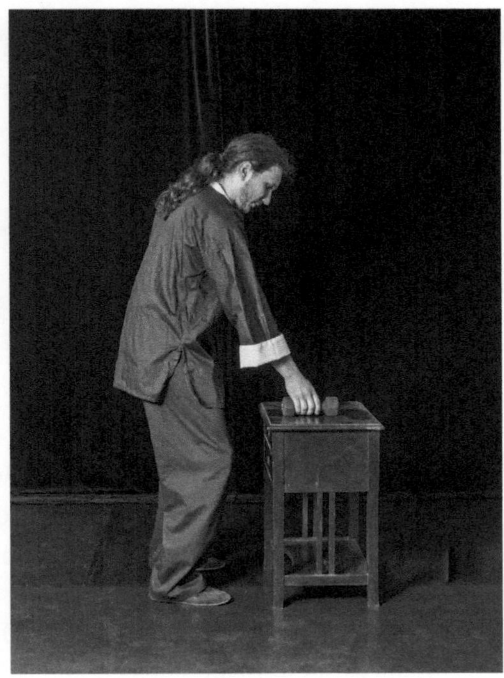

4. Ziehe dann die Hüfte zurück, so dass sich Dein Oberkörper nach vorne neigt. Bewege Deinen Oberköper wieder zurück, indem Du Dein Becken vorschiebst. Belasse dabei den rechten Arm am Gewicht. Dein Arm bewegt sich nicht.

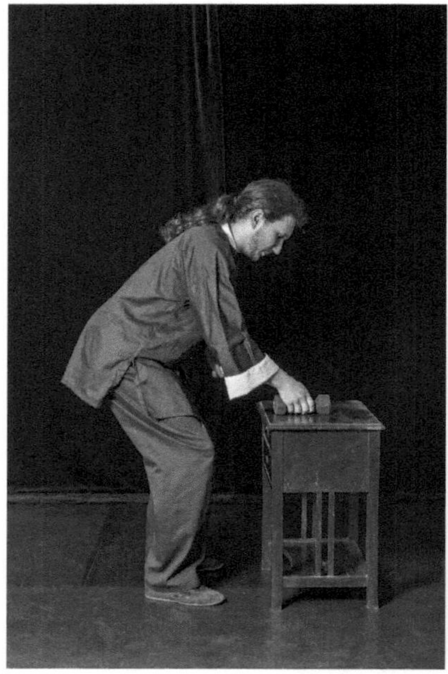

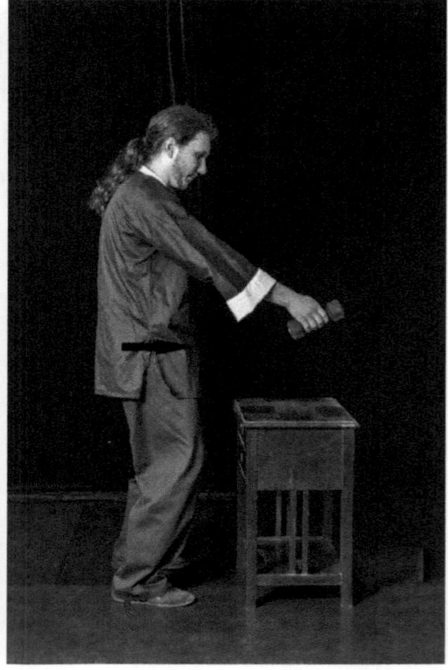

5. Wiederhole die Bewegung der Hüften: Ziehe sie zurück, um Deinen Oberkörper leicht nach vorne zu neigen. Bringe dann Dein Becken wieder nach vorne, damit sich Dein Oberkörper aufrichten kann. Achte dieses Mal darauf, dass Dein Haltearm in die Bewegung miteinbezogen wird. Er steigt samt Gewicht nach oben. Er wird nicht aktiv angehoben, sondern steigt durch Deine Hüftbewegung auf.
6. Wiederhole diese Übung einige Male und spüre dabei auch in Deine Beine. Was macht das Gewicht am Arm mit Deinen Beinen und Füßen? Wird Dein Rücken beansprucht?
7. Führe die Übung auch auf der linken Seite mehrmals aus. Du kannst die Übung steigern, indem Du immer schwerere Gegenstände benutzt und / oder beidhändig übst.

Stehen wie eine Säule (mit Gewicht)

1. Für diese Übung gehst Du in die Position der Übung „Stehen wie eine Säule".
2. Hinzu kommt, dass Du während des Stehens ein Gewicht in Deinen Händen hältst. Am besten eignen sich Kugeln in verschiedenen Gewichtsgrößen.

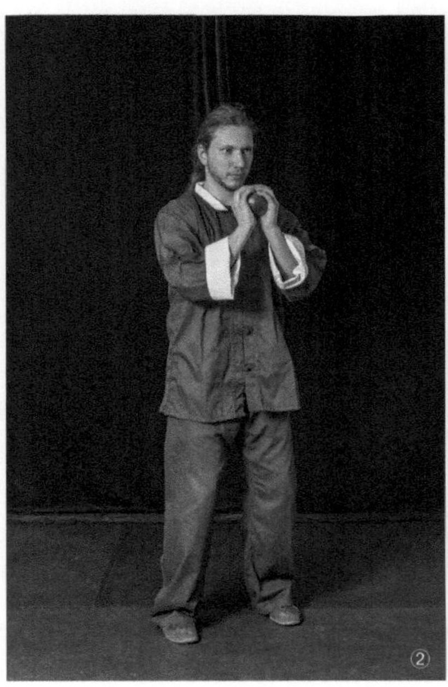

②

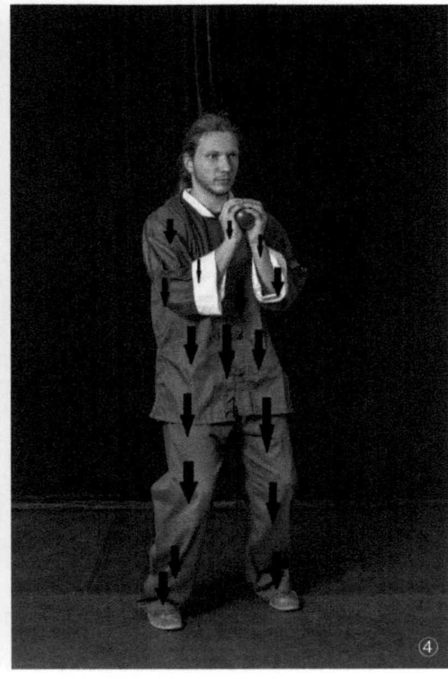

④

3. Halte das Gewicht mit beiden Händen vor Deiner Brust.
4. Lasse die Ellbogen nach unten fallen und stelle Dir vor, wie das Gewicht über Deine Hände in den Körper hin zur Körpermitte und durch Deine Beine in die Füße abgeleitet wird. Konzentriere Dich vor allem auf den unteren Rücken, der gewissermaßen eine geöffnete Schleuse darstellt.
5. Achte darauf, dass Deine Schultern leicht nach vorne gewölbt sind. Die Hüften müssen so entspannt sein, dass Du das Gefühl hast, sie hingen am Oberkörper. Ob Du die Übung richtig ausführst, erkennst du daran, dass der Druck des Gewichts nicht an irgendeiner Stelle in Deinem Körper hängen bleibt, sondern vom ganzen Körper getragen wird. Konzentriere Dich auf die Füße. Dort muss das Gewicht am meisten spürbar sein.

Mit Gewichten gehen

1. Bewege Dich vorwärts wie in der Übung „Setzen statt fallen" beschrieben. Du hältst ein Gewicht in der rechten Hand und bewegst das linke Bein nach vorne.

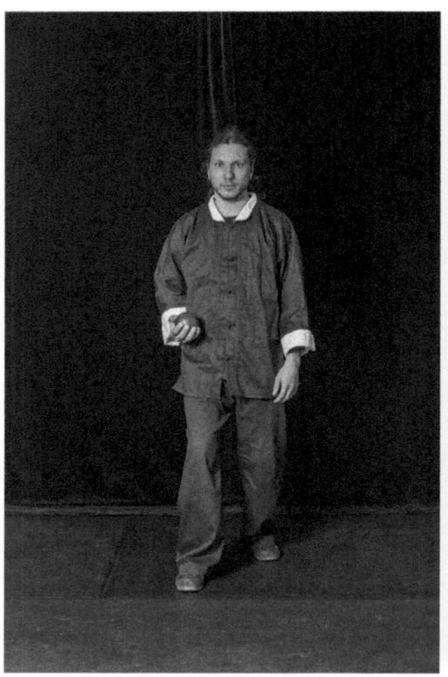

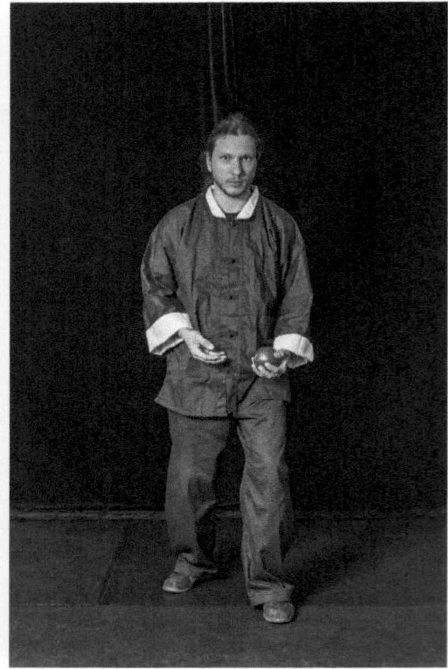

2. Übergib das Gewicht in die linke Hand, sobald der linke Fuß aufgesetzt ist. Achte darauf, dass das Gewicht nicht einfach von einer Hand in die andere wechselt, sondern Dein Körper die Übergabe ermöglicht. Drehe Dich dazu in Deiner Hüfte soweit nach links, dass sich Deine beiden Hände fast berühren. Lasse das Gewicht nun in die linke Hand gleiten. Leite dann das Gewicht durch Deinen Körper sofort in den linken Fuß ab. Entspanne, lasse Deine Hüften los und beuge das linke Knie geringfügig.

3. Dann bewegst Du Dein rechtes Bein nach vorne und übergibst das Gewicht in die rechte Hand. Gehe auf diese Weise mehrere Schritte nach vorn und achte stets auf das korrekte Ableiten des Gewichtes durch den gesamten Körper.

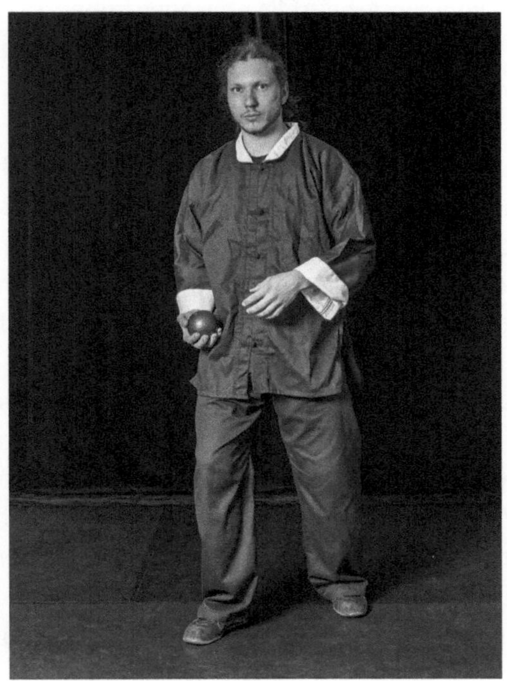

Checkliste für bewusstes und gesundes Heben und Tragen

1. Trägst Du nur so viel, wie Du auch wirklich tragen kannst?
2. Ist der ganze Körper beim Heben und Tragen beteiligt oder bewegst Du Deine Arme isoliert?
3. Kannst Du das Hebe- und Traggewicht durch den Körper in Deine Füße ableiten? Du merkst einen Druck im Fuß- Schienbeinbereich, wenn Du diesen korrekt ableitest.
4. Hältst Du das Gewicht stets an Deinem eigenen Kraftzentrum?

Richtig sitzen

Ist Dein Rücken beim Sitzen aufrecht? Lehnst Du Dich an oder neigst dazu, den Oberkörper nach vorne zu lehnen? Wie stehen Deine Beine während Du sitzt? Nutzt Du Armlehnen? In der heutigen Zeit sitzen die Menschen sehr viel. Sie sitzen sowohl am Arbeitsplatz als auch zuhause. Wenn man sich nicht ausreichend bewegt, so ist zumindest eine bewusste Sitzhaltung einzunehmen, um den Körper nicht unnötig zu belasten.

Statt sich in den Fernsehsessel fallen zu lassen oder sich auf dem Bürostuhl in verkrampfte Haltungen zu zwingen, sollte man immer wieder seine Position ändern und den Körper neu ausrichten. Eine verkrümmte Körperhaltung ist sowohl im Stand als auch während des Gehens und Sitzens zu vermeiden. Der Körper sollte stets aufrecht und erhaben sein. Oftmals „hängen" die Menschen nur in ihren Körpern. Im heimischen Sessel lässt man sich nach hinten fallen und auf dem Bürostuhl kippt man nach vorne. Es entsteht ein unnatürlicher Rundrücken, weil die innere Haltung oftmals keine andere Körperhaltung zulässt. Der Rundrücken ist für den Körper äußerst schädlich. Weil die Wirbel hierbei keilförmig aufeinander geschoben werden, drücken die Bandscheiben aus ihren Positionen heraus. Es kommt zu Muskelverkürzungen und Muskelüberdehnungen. Gewöhne Dir an, Dich während des Sitzens immer wieder zu bewegen. Dein Körper signalisiert seinen Bewegungsdrang nicht grundlos. Bandscheiben sind wie die Reifen eines Fahrrads. Je mehr sie benutzt werden, desto geschmeidiger werden sie. Sitz möglichst aktiv und achte auf die Signale Deines Körpers. Verwechsle bitte nicht den runden Rücken, wie er im Tai Chi gefordert wird, mit einem Rundrücken. Im Tai Chi bedeutet ein runder Rücken eine innere Streckung und Ausdehnung der Muskulatur. Ein Rundrücken ist dagegen eine Krümmung der Wirbelsäule, die Buckel genannt wird.

So sitzt Du richtig:

1. Nimm eine aufrechte Körperhaltung ein. Strecke den Rücken. Stell Dir vor, dass eine Schnur an Deinem Kopf befestigt ist, die den Oberkörper nach oben zieht. Vermeide ein Hohlkreuz.
2. Deine Füße sollten auf dem Boden stehen. Halte einen 90 Grad-Winkel bei den Knien und zwischen Ober- und Unterkörper ein.
3. Entspanne Deine Schultern. Stelle Dir vor, wie sich die Schultern nach unten bewegen. Du kannst das Bildnis von schmelzendem Eis nehmen, das unter der Sonne immer flüssiger wird, bis es schließlich zerfließt.
4. Räkele und strecke Dich.
5. Lehne Dich nicht an. Bleibe ohne Hilfsgeräte aufrecht und entspannt sitzen.
6. Für eine aufrechte Haltung ist es ausreichend, nur das erste Viertel der Sitzfläche zu besetzen. Du berührst den Stuhl also lediglich mit Deinen Gesäßknochen.
7. Wenn Du etwas weiter hinten sitzen möchtest, so solltest Du Deinen Körper mit einem Kissen an der Lehne abstützen.

Übungen für bewusstes und gesundes Sitzen

Übungsziele: Entspannte und aufrechte Körperhaltung, verbesserte Körperwahrnehmung

Wie sitzt es sich?

1. Setze Dich auf einen Stuhl, egal in welcher Position.
2. Entspanne Dich, indem Du den Atem zählst. Du kannst jedes Ausatmen von 10 bis 0 herunterzählen.
3. Konzentriere Dich dann ganz auf Deinen Körper: An welchen Stellen hat er Kontakt zum Stuhl? Wie fühlt sich dieser Kontakt an? Gibt es Stellen an Deinem Körper, an denen Du die Verbindung zum Stuhl besonders gut spürst?
4. Das war's! Du brauchst für diese Übung nichts weiter tun. Es geht einfach darum, Dir Deines eigenen Sitzens gewahr zu werden. Nur weil es einfach ist, heißt es nicht, dass es auch leicht ist.

Mehr Power im Sitzen

1. Setze Dich erneut so hin, wie oben beschrieben. Nimm eine möglichst gerade Position ein.
2. Entspanne Dich, indem Du wieder Deinen Atem von 10 bis 0 herunterzählst.
3. Konzentriere Dich auf den Beckenboden. Fühle Dich dann Stück für Stück die Wirbelsäule hoch. Du kannst Dir dazu einen Wasserstrahl vorstellen, der an der Vorderseite Deiner Wirbelsäule nach oben strahlt. Wenn das Wasser oben angekommen ist, fließt es an der Rückseite Deiner Wirbelsäule hinunter und löst dabei alle Verspannungen. Im Becken sammelt sich das Wasser. Konzentriere Dich wieder auf den Beckenboden.

Drücke Dich ab

1. Diese Übung dient der Kräftigung Deiner Beinmuskulatur und des Bekkenbodens. Setze Dich wie oben beschrieben auf einen Stuhl.
2. Drücke die Füße in den Boden hinein. Beginne mit dem rechten Fuß. Übe Druck auf ihn aus, so als ob Du Dich erheben würdest. Bleibe aber sitzen und lasse den Druck in Deinem Körper wirken.
3. Spüre in den Körper hinein und versuche zu erkennen, wie weit der Druck wirkt. Wiederhole die Übung auf der linken Seite und führe sie anschließend mit beiden Füßen aus.

Checkliste für bewusstes und gesundes Sitzen

1. Spürst Du wie Du sitzt, wenn Du sitzt? Lässt Du Dich achtlos auf einen Platz nieder oder gehst Du bewusst und entspannt in eine Sitzposition?
2. Ist Deine Wirbelsäule entspannt und aufrecht?
3. Ist der Kopf gerade ausgerichtet?
4. Sind die Schultern locker?

2.3 Raus aus dem Alltagstrott

Solltest Du bisher noch keine Erfahrungen mit Tai Chi gemacht haben, dann waren die bisherigen Lektionen nun Deine ersten Erfahrungen. Tai Chi ist nicht nur etwas, das man zu einer bestimmten Trainingszeit ausführt. Es ist eine Kunst, die wir immer und überall perfektionieren können. Das macht sie so vielfältig. In diesem Fall lädt uns Tai Chi dazu ein, unseren Alltag neu zu gestalten. Statt unsere Tage nur mechanisch zu verleben, haben wir die Möglichkeit, jeden einzelnen Tag kreativ und bewusst zu gestalten. Der Unterschied liegt in der Achtsamkeit, die wir dem Moment schenken. Dies beginnt bereits bei unseren alltäglichen Bewegungen. Wie bewusst sind sie uns? Merke ich, wie ich sitze? Was passiert in mir, während ich laufe? Wo kommt es zu Verspannungen? Wo entstehen Schmerzen? Wie kann ich mich entspannen? Lockere und leichte Bewegungen sind immer starren und verkrampften vorzuziehen. Und weil dies ein wesentliches Element des Tai Chi ist, möchte ich Dich über den Alltag und Deine gewohnten Bewegungen an dieses umfassende Körper-Geist-Übungssystem heranzuführen. Wenn Du immer bewusst auf Deine Bewegungen achtest und die beschriebenen Prinzipien einhältst, dann praktizierst Du jeden Tag, jede Stunde und jede Minute Tai Chi. Es ist eine Bewegungskunst – und Bewegung findet immer statt. Es liegt an jedem Einzelnen, was er aus dem Moment macht, der ihm zur Verfügung steht. Mit dem Beginn unserer Körperarbeit erhalten wir nicht nur ein besseres Körpergefühl und bessere Bewegungsmuster, wir vertiefen uns auch in den Augenblick. Eine Erzählung aus dem Zen-Buddhismus vermag Dir vielleicht die Bedeutung des Augenblicks zu vergegenwärtigen:

Ein ZEN Meister wurde von seinen Schülern gefragt, warum er trotz seiner vielen Beschäftigungen so glücklich sein und so viel Liebe ausstrahlen könne. Er antwortete:

„Wenn ich stehe, dann stehe ich,
wenn ich gehe, dann gehe ich,
wenn ich sitze, dann sitze ich,
wenn ich esse, dann esse ich,
wenn ich liebe, dann liebe ich."

Da fielen ihm die Fragesteller ins Wort und sagten:
„Das tun wir doch auch, aber was tust Du darüber hinaus?"

Er sagte:
„Wenn ich stehe, dann stehe ich,
wenn ich gehe, dann gehe ich,
wenn ich sitze, dann sitze ich."

Abermals fielen ihm die Fragesteller ins Wort und sagten: „Aber das tun wir doch auch!"

Ruhig antwortete er:
„Nein! Wenn ihr sitzt, dann steht ihr schon.
Wenn ihr steht, dann lauft ihr schon.
Wenn ihr lauft, dann seid ihr schon am Ziel."

Wenn es Dir gelingt, Dir in jedem Moment Deines Körpers gewahr zu sein und Du einmal die Tiefe des Augenblicks gespürt hast, dann weißt Du, wie wertvoll jede noch so kleine Bewegung ist. Wenn Du voll und ganz auf Deine Bewegungen achtest und Dich nur auf Dein Gefühl konzentrierst, dann wirst Du jemand sein, der steht, wenn er steht, der geht, wenn er geht, der sitzt, wenn er sitzt, der isst, wenn er isst, und der liebt, wenn er liebt.

3. Tai Chi – Eine innere Kampfkunst für mehr Gesundheit und Wohlbefinden

Nachdem Du Dich mit Deinem Köper vertraut gemacht und wichtige Grundlagen des Tai Chi gelernt hast, geht es nun um den Kern der Sache. Es geht um Tai Chi Chuan! Tai Chi ist eine chinesische Kampfkunst, die in unserer Gesellschaft vor allem aufgrund ihrer gesundheitlichen und wohltuenden Wirkung bekannt ist. Sie wurde vor langer Zeit als Kampfkunst entwickelt und diente den alten Chinesen der Selbstverteidigung gegen Mensch und Tier. Qualifizierte Tai Chi-Lehrer können Tai Chi in vollem Umfang unterrichten. Das bedeutet, sie beherrschen Tai Chi als eine Kampf-, Bewegungs- und Meditationskunst.

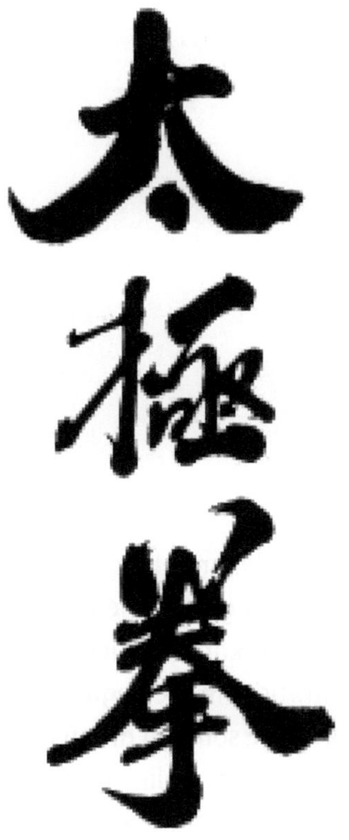

Schriftzeichen Tai Chi Chuan

3.1 Was ist Tai Chi?

Tai Chi hat eine lange Geschichte, die in einem Mythos begründet liegt. Die Bewegungskunst ist in die chinesische Kultur und Philosophie eingebettet. Es handelt sich um eine innere Kampfkunst, wobei wir bald sehen werden, dass dieser Begriff sehr umstritten ist und es passendere Bezeichnungen gibt. Dennoch ist er nicht gänzlich falsch, denn Tai Chi ist stark auf körper-*innere* Prozesse ausgerichtet, was die heilsame Wirkung dieser Kunst auszeichnet.

Geschichte

Die wahren Ursprünge des Tai Chi sind nicht eindeutig belegbar. Dies liegt vor allem daran, dass immer wieder historische Fakten mit mythischen Elementen vermengt werden. Fakt ist, dass China auf eine lange und vielfältige

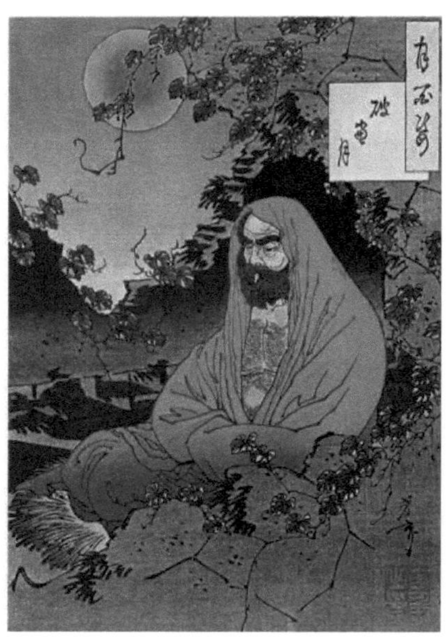

Tsukioka Yoshitoshi: Bodhidharma (1887)

Tradition der Kampfkunst zurückblicken kann. Die Entstehungsgeschichte des Tai Chi ist mit zwei chinesischen Persönlichkeiten verbunden, die die Kampfkünste maßgeblich beeinflusst haben. Nur eine dieser Persönlichkeiten ist zumindest teilweise historisch erfasst: Bodhidharma – ein indisch-tamilischer Mönch, der vermutlich zwischen 440 und 528 gelebt hat. Bodhidharma gilt als der erste Patriarch der Chan- und Zen-Linien des Mahayana-Buddhismus. Bodhidharma war als Wandermönch in China unterwegs. In einem zur damaligen Zeit taoistisch geprägten Shaolin-Kloster der Provinz Henan lehrte er die Mönche eine yogaähnliche Meditationsübung. Diese Übung war eine Kombination aus den Meditationspraktiken des Chan/Zen und körperertüchtigenden Bewegungen. Bodhidharma lehrte also Meditation in Bewegung. Auf dieser Grundlage soll sich die spätere Kampfkunst der Shaolin sowie die Form Shiba luhan shou entwickelt haben. Den Kampf unterrichtete der Wandermönch nur ergänzend zu anderen Übungen. Erst spätere Shaolin-Mönche rückten das Kämpfen in den Mittelpunkt ihrer Praxis. Diese von Bodhidharma zugrunde gelegte Übungsform kann gewissermaßen als Vorläufer des Tai Chi gesehen werden, weil sie Körper und Geist gleichermaßen schulte und auf ein harmonisches Zusammenspiel von Körper und Geist zielte. Dies sollte im Übrigen das Ziel aller Kampf- und Bewegungskünste sein.

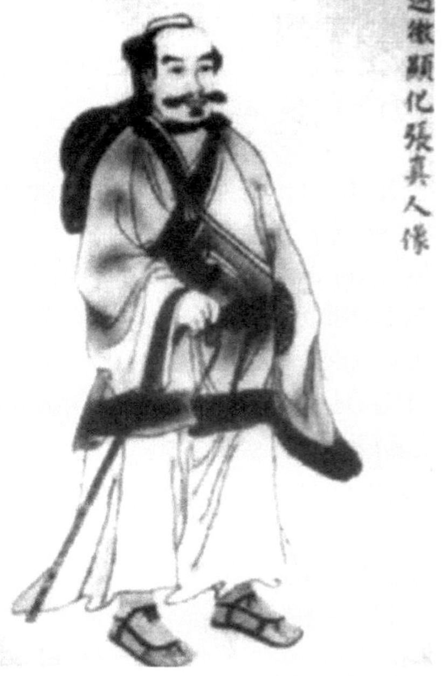

Zhang Sanfeng

Die zweite Persönlichkeit, die mit der Entstehung des Tai Chi in Verbindung gebracht wird, ist die legendäre Figur des Zhang Sanfeng. Er wird heute als der Begründer der inneren Kampfkünste gesehen, obwohl seine Existenz nicht belegt ist. Die Legende erzählt, Zhang Sanfeng sei ein taoistischer Mönch gewesen, der in den chinesischen Wudang-Bergen gelebt haben soll. Eines Tages beobachtete er den Kampf zwischen zwei Tieren: einer Schlange und einem Kranich. Inspiriert von den Bewegungen der Schlange, die den harten und schnellen Stößen des Kranichschnabels immer wieder ausweichen konnte, bis der Kranich schließlich aufgeben musste, erkannte Zhan Sanfeng das Prinzip des „weichen Kämpfens". Aus seinen Beobachtungen leitete er die Grundprinzipien ab, auf die heute die inneren Kampfkünste zurückgreifen.

Eine andere Legende erzählt von Zhan Sanfeng als alten Mann, der ein Meister der äußeren, also der harten Kampfkünste war. Er zog sich im Alter in ein taoistisches Kloster in den Wudang-Bergen zurück, um sich der inneren Alchemie und Meditation zu widmen. Durch das regelmäßige Üben der Praktiken erfuhr er seine Lebensenergie Qi. Im Traum erschien ihm später der Kampf zwischen einer Schlange und einem Kranich. Diesen Traum nahm er zum Anlass, seine gelernten Techniken der äußeren Kampfkünste mit seinen Erkenntnissen der inneren Alchemie zu verbinden. So entstanden die inneren Kampfkünste und damit auch das Tai Chi – so die Legende.

Möchte man sich mehr an den historischen Fakten orientieren, so ist es sinnvoll, sich an die etablierten fünf Familienstile zu halten. Davon ausgehend lässt sich Tai Chi bis ins 16. Jahrhundert zurückverfolgen. General Qi Jiguang beschreibt in einem Buch einen Kampfkunststil, den er entwickelt haben soll. Er formte einen Stil aus Techniken, die zu den seiner Meinung nach besten Kampfkünsten gehörten. In diesem Buch wird zwar nicht von Tai Chi bzw. Taijiquan gesprochen, aber die im Buch beschriebenen Techniken finden sich noch heute noch im Chen-Stil des Tai Chi. Das ist auch der Grund für die These einiger Historiker, den Chen-Stil als Nachfolger der Kampfkunst des Qi Jiguang anzusehen.

Der Chen-Stil findet erstmals im 17. Jahrhundert im Dorf Chenjiagou Erwähnung. Der Überlieferung nach soll General Chen Wangting diesen Stil aus seinem vorhandenen Kampfkunstwissen entwickelt haben. Historisch unsicher ist dabei die Bedeutung des Stils von Qi Jiguang. Als nachgewiesen gilt dagegen, dass der Chen-Stil zunächst als geheime Familientradition der Familie Chen überliefert wurde. Im 19. Jahrhundert wurde er erstmalig an einen Außenstehenden vermittelt: Chen Changxing nahm Yang Luchan als Schüler an und lehrte ihn die Familiengeheimnisse.

Yang Luchan entwickelte den Chen-Stil weiter und begründete damit den Yang-Stil, jene Tai Chi-Art, die heute am weitesten verbreitet ist. Später unterrichtete Chen Qingping Wu Yuxiang, der daraufhin zum Begründer des Wu/Hao-Stils wurde. In der zweiten Hälfte des 19. Jahrhunderts wurden die Grundlagen für die etablierten fünf Familienstile gelegt.

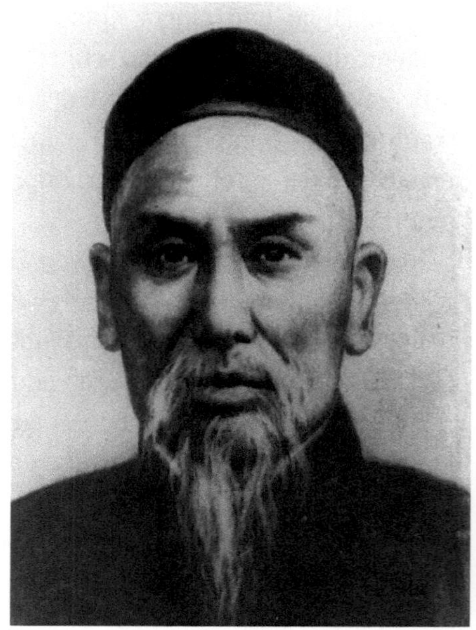
Foto (1872) von Yang Luchan

Diese sind:

- Chen-Stil
- Yang-Stil
- Wu/Hao-Stil
- Wu-Stil
- Sun-Stil

Philosophische Einbettung

Tai Chi steht eng mit dem Taoismus in Verbindung. Bereits das Wort „Tai Chi" ist ein zentraler Begriff im Taoismus; es bedeutet so viel wie „das sehr große Äußerste". Damit wird das höchste Prinzip des Kosmos bezeichnet. Aus der taoistischen Perspektive bedeutet Tai Chi die Einheit der Gegensätze Yin und Yang. Die doppelte Begriffsverwendung von Tai Chi führt in die Irre: Spricht man von Tai Chi, so kann entweder die Einheit von Yin und Yang im philosophischen Sinn oder die Bewegungskunst gemeint sein. An sich ist die Trennung einfach, denn im Chinesischen wird die Bewegungskunst als Tai Chi Chuan bzw. Taijiquan bezeichnet. Das „Quan" ist für die Unterscheidung sehr wichtig, denn es bedeutet so viel wie „Faust" und definiert demnach die Kampfkunst. Im Westen wird der Begriff „Tai Chi" fälschlicherweise als Kurzform des Tai Chi Chuan verwendet. Weil sich die Verwendung des Begriffs „Tai Chi" als Bezeichnung für die Kampf- und Bewegungskunst durchgesetzt hat, wird damit im Allgemeinen die Bewegungsform bezeichnet und nicht das philosophische Modell. Dennoch gehört beides zusammen, denn Tai Chi Chuan bedeutet „Kämpfen nach dem höchsten Prinzip". Die Kampf- und Bewegungskunst basiert auf den Gedanken des Eins-Werden der Gegensätze – der Harmonie von Leere und Fülle, von Innen und Außen, von Oben und Unten.

Tai Chi – die Harmonie der Gegensätze

Im Folgenden ist mit „Tai Chi" das philosophische Modell der Einheit gemeint. Eine konkrete Definition für den Begriff gibt es nicht. Dies liegt zum einen daran, dass das Wort unterschiedlich verwendet wird, zum anderen geht es auf das taoistische Prinzip der ewigen Wandlung zurück. Tai Chi ist ein ständiger Prozess des Fließens. Dieser permanente Fluss ist die Einheit aller Polaritäten. Sie befinden sich in einem ständigen Wandel und erzeugen einander. Dieses große Ganze wird als Tai Chi bezeichnet. Die einander ergänzenden Gegensätze sind Yin und Yang. Tai Chi ist damit die Kraft oder Energie, die die beiden Pole hervorbringt. Es ist der Ausdruck dafür, dass alle Dinge der Welt in Harmonie miteinander stehen – auch die scheinbaren Gegensätze, wie Tag und Nacht. Das Tai Chi selbst ist aus dem Wuji hervorgegangen. Wuji meint das Nicht-Sein, also die Leere. Aus dem Tai Chi entwickelt sich die gesamte Welt der Erscheinungen, also alle Dinge, die wir als Menschen benennen können.

Yin und Yang

Yin und Yang bezeichnen die Gegensätze, die einander bedingen: Ohne Yin gibt es kein Yang, und ohne Yang gibt es kein Yin. Ohne Tag gibt es keine Nacht, ohne Leid keine Freude, ohne Einsamkeit keine Gemeinschaft. Das große Ganze ist durch die Polarität gekennzeichnet. Yin und Yang stehen sich nicht isoliert gegenüber, sondern führen eine Beziehung miteinander.

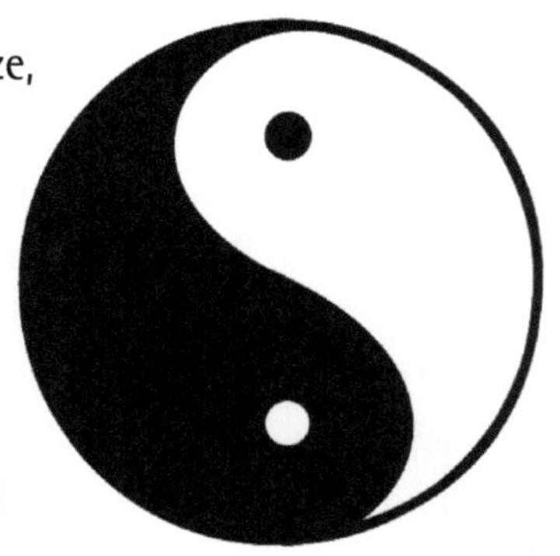
Tai Chi als Harmonie der Gegensätze

Den ältesten Hinweis auf die Darstellung der Polarität findet man im I Ging, dem Buch der Wandlungen. Hier werden die Gegensätze männlich und weiblich, stark und schwach sowie gleich und ungleich gegenübergestellt. Yin und Yang sind symbolhafte Bezeichnungen für alle gegensätzlichen Begriffspaare. Yin steht für das Passive – Yang für das Aktive. Yin symbolisiert das Empfangende – Yang das Gebende. Dabei sind diese Zuschreibungen keineswegs statisch, denn Yin und Yang wandeln sich ständig. So wird aus Yin Yang – und Yang verwandelt sich zu Yin. Dieser „Wechselfluss" findet immer statt. Man kann ihn mit dem Tages- und Nachtzyklus vergleichen, denn auch der Wechsel von Tag und Nacht geschieht nicht plötzlich, er ist ein fortschreitender Prozess. So ist es auch mit unseren Bewegungen.

Wir sind – auch wenn wir es nicht immer wahrnehmen – ständig in Bewegung. Unser Körper bewegt sich von einer Position in eine andere, und sei es nur eine minimale Veränderung.

Yin	Yang
Die Erde	Der Himmel
Das Weibliche	Das Männliche
Das Passive	Das Aktive
Die Beine	Die Arme
Die Nacht	Der Tag
Die Kälte	Die Wärme
Die Dunkelheit	Die Helligkeit

3.2 Was ist das Innere an einer inneren Kampfkunst?

Tai Chi ist eine sogenannte innere Kampfkunst. Wenn es etwas Inneres gibt, dann gibt es auch immer etwas Äußeres – in diesem Zusammenhang sind es die äußeren Kampfkünste. Was genau aber „innere Kampfkunst" bedeutet, darüber gibt es keine einheitliche Meinung.

„Innen" – ein nicht eindeutiger Begriff

Wenn man sich ein Haus ansieht, so ist die Differenzierung zwischen dem Innen- und dem Außenbereich scheinbar klar. Innen sind alle Räume, der Dachstuhl und der Keller. Außen ist der Hof, der Garten oder die Fassade des Hauses. Bei diesem Vergleich wird deutlich, dass eine klare Trennung jedoch nicht so einfach möglich ist: Sind Türen oder Fenster Teile des Hausinneren oder des Äußeren? Welchem Teil sind die Mauern zuzuordnen? Ist beides möglich? Oder ist letztlich alles nur eine Sache der Perspektive?

Die Unterscheidung zwischen inneren und äußeren Kampfkünsten ist keine allgemeingültige Definition. Im Gegenteil: Die Begriffe sind sehr schwammig und auf unterschiedliche Standpunkte zurückzuführen. So gibt es Ansätze, nach welchen auf die historische Lage Chinas Bezug genommen wird. Demnach gelten alle ursprünglich chinesischen Kampfkünste als innere Stile, und alle nichtchinesischen Kampfkünste als äußere Stile. Das entscheidende Merkmal zur Trennung sind also historische und geopolitische Grenzen. Eine andere Sichtweise zur Unterscheidung ist im philosophisch-religiösen Bereich zu sehen: Die Kampfkünste, die dem Taoismus nahe stehen, werden als innere Kampfkünste bezeichnet. Jene, die dem zum Buddhismus Bezug nehmen, werden als äußere Kampfkünste bezeichnet. Eine dritte Möglichkeit, die Unterscheidung zwischen den Kampfkünsten aufrechtzuerhalten, liegt in der methodischen Schwerpunktsetzung: Innere Stile legen den Schwerpunkt auf körperinnere Prozesse, äußere Stile auf äußere Prozesse. Die inneren Kampfkünste werden in ihrer Art als weich beschrieben, die äußeren Stile gelten dagegen als härter. Doch auch diese Unterscheidung ist gerade auf höherem Level haltlos, denn das Harte und Weiche bedingen einander. So gibt es viele verschiedene Ansätze einer Unterscheidung, doch keiner ist ausreichend genug, um den vollen Umfang einer Kampfkunst erfassen zu können.

Innen und Außen in verschiedenen Paradigmen	Stile
Geographisch	Innen: Alle Stile, die in China entwickelt worden. Außen: Alle Stile, die außerhalb Chinas entwickelt worden.
Philosophisch-religiös	Innen: Alle Stile mit einem deutlichen Bezug zum Taoismus. Außen: Alle Stile mit einem deutlichen Bezug zum Buddhismus.
Körpermechanisch	Innen: Alle Stile, die sich vor allem mit körperinneren Prozessen beschäftigen. Außen: Alle Stile, die sich vor allem mit körperäußeren Prozessen beschäftigen.
Sozial-kulturell	Innen: Alle Stile, die nicht öffentlich unterrichtet werden. Außen: Alle öffentlich einsehbaren und zugänglichen Stile.
Bewegungs-organisatorisch	Innere Stile: Alle Stile, bei denen primär weiche Bewegungen ausgeführt werden. Äußere Stile: Alle Stile, bei denen primär harte Bewegungen ausgeführt werden.

Körperinnere Prozesse

Für die folgenden Ausführungen wird das Paradigma der körperinneren Prozesse als innere Kampfkunst definiert. Tai Chi ist eine intensive Aufmerksamkeitsübung, die es uns ermöglicht, unseren Körper völlig neu kennenzulernen. Die körperinneren Prozesse sind alle von außen nur schwer einsehbaren Vorgänge. Dazu gehören: An- und Entspannung der Muskeln, Gewichtsverlagerungen, Ausrichtungen der Gliedmaßen, Beweglichkeit in den Gelenken und mentale Abläufe. Tai Chi ist als eine innere Kampfkunst zu verstehen, weil der Schwerpunkt des Übens auf der Erforschung des Körperinnern liegt. Darum werden die Bewegungen sehr langsam und ruhig ausgeführt. Durch diese Ruhe in der Bewegung kann man sich ganz auf sich selbst einlassen. Man spürt, welche Bewegungen leicht fallen und welche schwer, wo es Blockaden im Körper gibt, das Gleichgewicht unsicher ist, wo man sicher steht usw. All diese Erkenntnisse machen es durch regelmäßiges Üben möglich, den Körper in jeder Bewegung und Haltung so zu positionieren, dass möglichst wenig Aufwand erforderlich ist und maximale Kraft generiert werden kann.

Übungen für das Wahrnehmen innerer Prozesse
Übungsziel: Tiefensensibilität

Fühle Dich frei!

1. Diese Übung ist einfach, aber nicht leicht! Stelle Dich hin – es spielt keine Rolle, wie. Schließe die Augen und fokussiere Deine Aufmerksamkeit auf einen bestimmten Punkt in Deinem Körper. Kannst Du ihn spüren? Kannst Du Deine Knie spüren, die Füße, das Steißbein, den Magen, Deine Nieren? Das ist alles Dein Körper, und Du kannst ihn fühlen. Konzentriere Dich!
2. Setze Dich auf einen Stuhl und konzentriere Dich abermals auf bestimmte Stellen in Deinem Körper.
3. Wiederhole die Übung im Liegen und untersuche, welche Körperteile Du besonders leicht fühlen kannst und welche Du nur schwer oder gar nicht mit Deiner Aufmerksamkeit erreichst.

Kraftlinien im Körper erkennen

1. Stelle Dich aufrecht vor eine Wand. Stehe so, wie es in dem Kapitel über die richtige Körperhaltung beschrieben wurde.
2. Balle die linke Hand zu einer lockeren Faust und drücke sie leicht auf Brusthöhe gegen die Wand.

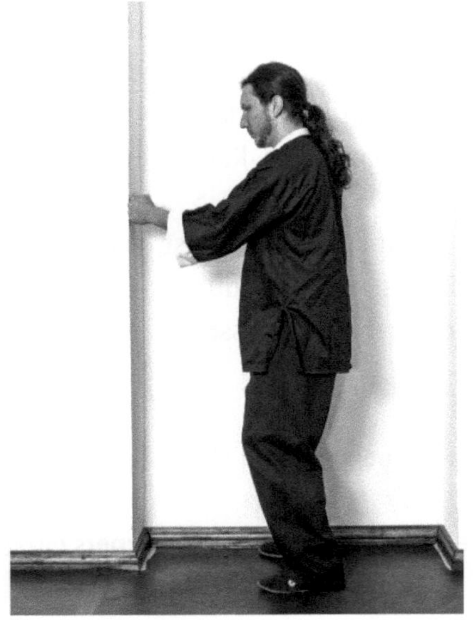

3. Erhöhe langsam den Druck gegen die Wand. Verfahre so langsam, dass Dir genügend Zeit bleibt, um in Deinem Körper die Veränderungen, die mit der Bewegung einhergehen, wahrzunehmen.

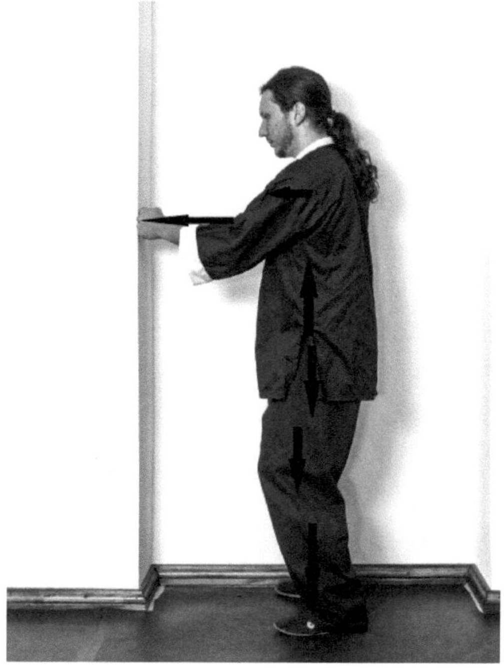

4. Versuche, unter konstanter Druckerhöhung auf der Stelle stehen zu bleiben. Drücke Dich also nicht von der Wand ab und bleibe auch nicht starr stehen. Versuche, durch das Wahrnehmen innerer Bewegungen die Gliedmaßen und Gelenke so auszurichten, dass der Druck in Deine Füße abgeleitet wird. Du kannst dafür das Körpergewicht auf den jeweiligen Fuß verlagern.
5. Für die Übung ist es hilfreich, wenn Du Dir vorstellst, wie eine Druckwelle, die zwischen Wand und Faust entsteht, durch den Körper nach unten in den Fuß fließt. Je langsamer, desto besser.

<u>Jeder Atemzug zählt</u>

1. Zähle jedes Einatmen und spüre dabei, wie sich Deine Lungen mit Luft füllen.
2. Geh darüber hinaus und spüre, wie jede Zelle Deines Körpers einatmet.

Visualisierungen

Ein ganz wesentlicher Aspekt des Tai Chi ist die Arbeit mit inneren Bildern, also mit der Vorstellungskraft. Der Körper bewegt sich mithilfe des Geistes. In einem weit fortgeschritten Übungsstadium soll jede Bewegung vom Geist initiiert werden. In den alten Schriften des Tai Chi heißt es: „Nutze die Vorstellungskraft, nicht Muskelkraft." – ein weiteres Indiz für die Kraft des Geistes, des Inneren.

Es geht nicht darum, Bewegungen mit roher Kraft einzuleiten, sondern sie durch die Kraft der Vorstellung entstehen zu lassen. Rohe Kraft führt zu Blockaden in der Muskulatur, in den Gelenken und auch im Kreislauf. Wem es gelingt, seine Vorstellungskraft einzusetzen, der kann ohne Kraftaufwand selbige erzeugen. Dass die Vorstellung Bewegungen und Kraft erzeugen kann, ist nicht nur im Tai Chi bekannt. Auch in der westlichen Welt gibt es Bewegungsübungen, die auf Geisteskraft statt Körperkraft setzen. Ein Beispiel dafür sind autogenes Training oder die Ideokinese.

Aus der traditionellen chinesischen Sicht wird der menschliche Körper als System von Leitbahnen verstanden. Diese werden als Meridiane bezeichnet. Es handelt sich um Energieleitbahnen, die das Qi (Energie) im Körper transportieren. Sie ähneln fließenden Gewässern auf der Erde. Sind die Flüsse nicht blockiert, kann das Wasser frei fließen. Sind die Flüsse jedoch abgeriegelt, so kommt es zu Überschwemmungen und an anderer Stelle zu Austrocknungen des Flussbettes. Genauso verhält es sich mit den Leitbahnen im Körper: Sind sie frei, so kann das Qi fließen. Sind sie blockiert, kommt es zu Überschwemmungen und Austrocknungen. Harte Kraft begünstigt ein Blokkieren der Meridiane.

Mit der Vorstellungskraft kann man das Qi lenken und damit den Körper steuern. Eine einfache Übung zeigt die Wirkung des Geistes auf den Körper: Stelle Dich aufrecht und so entspannt wie möglich hin. Strecke die Arme nach vorne. Schließe Deine Augen. Nutze einzig Deine Vorstellungskraft! Stelle Dir vor, wie an der linken Hand Luftballons angebracht sind. Diese Ballons steigen nach oben. Der linke Arm hebt sich, er folgt den Ballons. Stell es Dir nur vor! Die Ballons steigen weit hinauf. Die rechte Hand hält in Deiner Vorstellung einen Eimer, der voller schwerer Steine ist. Dieses Gewicht zieht nach unten Richtung Boden. Der rechte Arm kann das Gewicht geradeso halten. Lass Dich auf diese Vorstellung ein. Das Ergebnis der Übung ist, dass der linke Arm gestiegen und der rechte Arm gesunken ist. Achte darauf, die Bewegungen nicht willentlich auszuführen, sondern sie über den Weg der inneren Bilder entstehen zu lassen.

Tai Chi ist als eine innere Kampfkunst auf das Körperinnere, ja darüber hinaus noch, auf das Geistige bezogen. Der Körper arbeitet vom innersten Kern heraus nach außen.

Übungen für Visualisierungen

Übungsziele: Vorstellungskraft verfeinern und Körper-Geist-Verbindung stärken

Der letzte Urlaub

1. Erinnere Dich an Deinen letzten Urlaub! Versetze Dich in die erholsame Zeit, indem Du Dich an eine ganz bestimmte Szene Deines Urlaubs erinnerst, die Dir besonders gut getan hat. Stelle Dir diese Szene mit allen Sinnen vor: Sehe sie, rieche sie, schmecke sie, höre sie, spüre sie.
2. Wenn Du keine guten Erinnerungen an Deinen Urlaub hast, dann stelle Dir eine Szene vor, in der Du Dich wunderbar entspannen kannst. Vielleicht ist es ein warmes Schaumbad mit Musik, ein ruhiger Waldspaziergang oder die Arbeit im Garten. Auch hier gilt: Spüre mit allen Sinnen.
3. Und nun stelle Dir eine Situation vor, in der Du verspannst, in der Du Stress fühlst, Druck, Angst, Panik. Versetze Dich in solch eine Situation und achte auf die Veränderungen in Deinem Körper. Was geschieht, wenn Du an erholsame Dinge denkst, was, wenn Du an stressige denkst?

Die Zitrone auf der Zunge

1. Eine weitere Übung, die Dir zeigt, dass der Geist den Körper beeinflusst, besteht darin, dass Du Dir eine große saftige und halbaufgeschnittene Zitrone vorstellst. Beiße in diese Zitrone so kraftvoll wie möglich hinein, nimm ihren Geschmack wahr – die ganze Intensivität.
2. Was passiert in Deinem Mundraum? Ziehen sich die Muskeln zusammen? Wird der Speichelfluss angeregt?

Wurzeln aus dem Nichts

1. Stelle Dir beim Gehen vor, dass Dir Wurzeln aus den Füßen wachsen, die tief in die Erde hineinreichen und Dich mit all der Kraft verbinden, die Du zum entspannten und aufrechten Gehen benötigst.
2. Du kannst diese Übung auch im Stand ausführen. Fühle, wie über die Wurzeln Kraft aufgenommen wird und diese sich im ganzen Körper verteilt. Jede Zelle wird über Deine Füße und die Wurzeln genährt. Du stehst fest auf dem Boden und bist doch weich und flexibel, weil Du die Kraft aus dem Innersten der Erde beziehst.

3.3 Entspannung und Körperstruktur

Die Grundvoraussetzung für eine gute Tai Chi-Bewegung ist mentale und körperliche Entspannung. Dadurch kann der Körper seine natürliche Struktur einnehmen und sich verschleißarm, aber dennoch sehr kraftvoll bewegen. Beide Elemente gehören zusammen: Die Entspannung ermöglicht das Einnehmen der optimalen Körperstruktur – und die Körperstruktur gestattet eine gute Entspannung.

Eine entspannte Körperhaltung ist nicht mit Schlaffheit zu verwechseln. Der Körper steht aufrecht. Er steht wohlwollend erhaben. Erst Entspannung erlaubt eine aufrechte und starke Haltung des Körpers. Sie bedeutet, nicht zu viel Kraft für Bewegungen und Haltungen aufzubringen, sondern immer nur so viel, wie gerade erforderlich ist, um eine Bewegung optimal auszuführen.

In der Regel bewegen wir uns nicht als eine physische Einheit. Das kann man vor allem beim Gehen beobachten. Oftmals sieht man Menschen, deren Bewegung einzig durch die Gliedmaßen gesteuert wird, obwohl sich der ganze Körper fortbewegt. Tai Chi hat zum Ziel, den Körper als Ganzes zu mobilisieren. Das bedeutet, dass die Bewegung der Beine die Folge einer Ganzkörperbewegung ist, die im Zentrum des Körpers ihren Anfang gefunden hat. Die Mitte des Körpers ist nicht nur im physischen Sinne wichtig, sondern auch in traditionellen medizinisch-philosophen Gedanken. Nach taoistischer Auffassung stellt die Körpermitte ein wichtiges Energiezentrum dar.

Aus der Sicht der Traditionellen Chinesischen Medizin gibt es im Körper drei wichtige Energiezentren. Diese werden als Dantien bezeichnet. Etwa 1,5 Cun (traditionelle chinesische Maßeinheit; entspricht der Breite von Zeige- und Mittelfinger) unterhalb des Bauchnabels liegt das untere Energiefeld, das Xia dantian. Dieses Feld ist nicht als ein einziger Punkt, sondern als ganzes Gebiet zu verstehen. Aus diesem Bereich heraus werden die Bewegungen des Körpers in Gang gesetzt. Wenn sich die Mitte bewegt, dann sollte dies nach Möglichkeit der Körper als Ganzes tun. Dies gelingt jedoch nur, wenn alle Körperteile miteinander verbunden sind. In China existiert der Vergleich des menschlichen Körpers mit einem Bündel Geld. Chinesische Münzen haben Löcher in der Mitte und man kann sie leicht auffädeln. Die einzelnen Fäden können miteinander verbunden werden. Wird dann eine Münze bewegt, so bewegen sich auch alle anderen Geldstücke. Ist der Körper innerlich eine Einheit und es findet Bewegung statt, dann sind an dieser alle Körperteile beteiligt. Ein Impuls geht aus der Körpermitte hervor, der sich wie eine Welle im ganzen Körper manifestiert.

Tai Chi wird oft im Wellness-Bereich angeboten, weil es als eine Entspannungs- und Erholungsmethode interpretiert wird. Dies ist allerdings nur teilweise richtig. Zwar kommt der Entspannung eine hohe Bedeutung zu, aber sie ist nur ein Mittel zum Zweck und keinesfalls das eigentliche Ziel des Tai Chi. Vielmehr stellt die Entspannung eine Grundlage dar, um sich überhaupt gemäß den Tai-Chi-Prinzipien bewegen zu können.

Während man Tai Chi praktiziert, ist es wichtig, immer wieder den eigenen Körper zu kontrollieren und Verspannungen bzw. übermäßige Kraftaufwände auf eine ruhige und entspannte Weise aufzulösen. Durch regelmäßiges Üben erlangt der Körper eine andere Bewegungsqualität, die Gelassenheit und Konzentration ermöglicht. Alltägliche Bewegungen werden leichter, der Gang aufrechter und die Körperhaltung gesund und stark.

Struktur und Bewegung

Die Körperstruktur ist etwas Dynamisches, etwas, das sich immer wieder neu ausrichten muss. Jede korrekte Bewegung führt zu einer gesunden Körperstruktur. Ebenso resultiert aus ihr wiederum eine korrekte Bewegung. Es handelt sich um zwei Seiten einer Medaille. In jeder Bewegung und jeder Körperhaltung, die wir einnehmen, können wir auf unsere Struktur achten und sie immer wieder neu ausrichten. Wir können also verkürzt sagen, dass Struktur Bewegung ist. Damit diese Bewegung so gut wie möglich ausgeführt werden kann, ist es notwendig, sich an bestimmte biomechanische Gesetzmäßigkeiten zu halten.

Für ein besseres Verständnis kannst Du Dir Linienverläufe im Körper vorstellen. Diese Idee hat Martin Schmid ausführlich in seinem Buch

„Integrale Bewegung" (2010) beschrieben. An diesen Linien werden die Gelenke ausgerichtet, so dass die Stütz- und Haltemuskulatur ihre ursprüngliche Arbeit ausführen kann und alle anderen Muskeln nicht unnötigerweise beansprucht werden. Wir gehen von drei Linien im Körper aus. Die erste liegt zwischen dem Sprunggelenk und dem Hüftgelenk. In der Mitte der Linie befindet sich das Knie. Die zweite führt vom Hüftgelenk über die Schulter bis zum Ohr. Die dritte befindet sich am Oberkörper zwischen Nase und Bauchnabel. An diesen drei Lengsachsen richtet sich der Körper aus.

Wenn Du stehst, verbinden sich die erste und zweite Linie zu einer einzigen. Sie kann als vierte Linie oder als Lotlinie bezeichnet werden, die an der Körperseite anliegt. Wenn Du Dich in Bewegung versetzt, trennt sich die Linie wieder in die ursprünglichen ersten beiden Linien auf. Dies bedeutet allerdings nicht, dass die Körperstruktur aufgegeben wird. Es ändern sich lediglich die Winkel der einzelnen Gelenke zueinander. Mache den Test: Bewege Dich langsam aus dem Stand vorwärts. Mache langsame Schritte und stelle Dir dabei die drei Linien vor. Gehe mit Deiner Aufmerksamkeit in den Hüft- und Kniebereich und versuche zu erkennen, wie sich die Linien in der Bewegung verschieben und dennoch die strukturelle Qualität erhalten bleibt. Dafür musst Du entspannt bleiben, so dass sich das Skelett von selbst ausrichten kann. Übertrieben gesagt: Du musst nichts für eine gute Körperstruktur tun, solange Du vollkommen gelöst bist, denn der Körper weiß selbst, was zu tun ist.

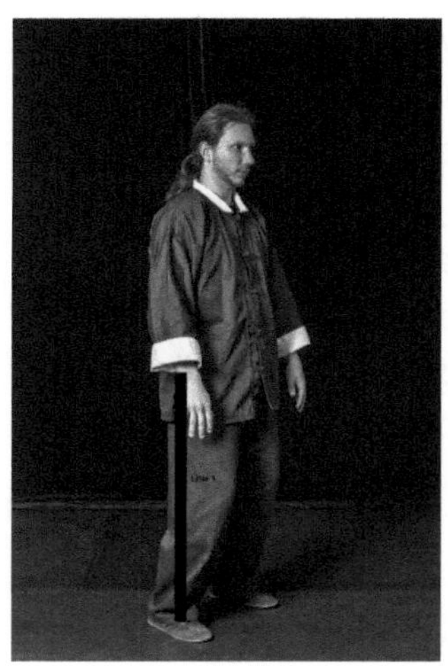

Linie 1: Sprunggelenk – Knie – Hüftgelenk

Das Sprunggelenkt wird durch eine gerade Verbindung zwischen beiden Linienpunkten mit dem Knie verbunden. Ob eine optimale Kraftübertragung vom Boden her möglich ist, lässt sich an der Achillessehne beobachten: Diese muss vertikal und gerade in Stellung sein. Wichtig ist hier, statt mit äußeren Hilfsmitteln zu arbeiten, „innere Werkzeuge" zu benutzen und sich auf die betreffenden Körperstellen zu konzentrieren. Durch Wahrnehmung und Empfindung kann man so seine eigene Körperstruktur korrigieren. Das Knie zeigt stets in dieselbe Richtung wie die Zehen. Es ist ein Scharniergelenk und kann nur als solches arbeiten, wenn es analog der Zehen ausgerichtet ist. Das Einhalten der Linie bedeutet nicht, mit gestreckten Beinen stehen zu müssen. Es geht lediglich darum, die Gelenke in einer Linie zu halten, was sogar in der Hocke möglich ist.

Visualisierungsübung: Die Verbindung von Sprunggelenk, Knie und Hüftgelenk stellt man sich am besten als ein Rohr oder eine gespannte Schnur vor, die alle drei Gelenke verbindet. Dabei kann man mit einer imaginären Kugel arbeiten, indem man sich vorstellt, dass man diese durch das Rohr nach unten fallen lässt. Stimmt die Struktur, wird die Kugel unten ankommen. Das Rohr darf keinen Knick haben, da die Kugel sonst stecken bleiben würde.

Linie 2: Hüftgelenk – Schulter – Ohr

Hüftgelenk, Schulter und Ohr bilden im Normalfall eine Linie. Ist dies nicht der Fall, liegt vermutlich eine Beckenfehlstellung vor. Darum ist es wichtig, zuerst das Becken in die richtige Haltung zu bringen. Danach erst wendet man sich Schulter und Nacken zu. Hierbei ist auf die Entspannung des Schulternackenbereichs zu achten, da diese Zone oftmals stark verhärtet ist. Um die Spannung zu lösen, empfehlen sich Lockerungsübungen.

Visualisierungsübung: Um das Becken in eine gute Struktur zu bringen, stellt man sich vor, am Steißbein sei eine Schnur befestigt, die ein Gewicht hält. Dieses Gewicht zieht das Becken nach unten. Weiterhin ist die Vorstellung hilfreich, das Becken würde auf den Beinen „schwimmen". Die Beine stellen den Sockel dar und das Becken einen Teich oder Brunnen. Der Gedanke an den Brunnen lässt sich durch eine Fontäne erweitern, die im Inneren des Körpers aufwärtsschießt. Der Wasserstrahl geht gerade und kraftvoll nach oben.

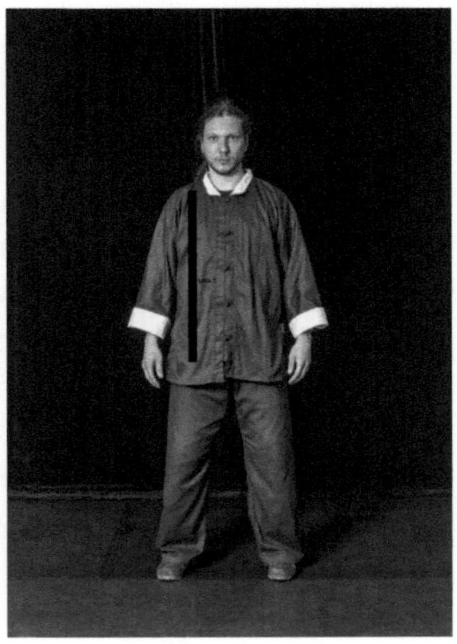

Linie 3: Nase – Bauchnabel

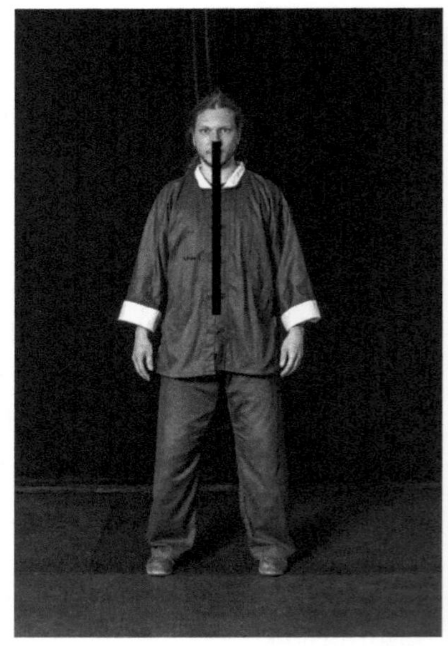

Das Becken kann nach vorne, nach hinten und zur Seite kippen. Die Haltung des Beckens lässt sich an der dritten Linie ablesen. Liegt beispielsweise die Nase nicht über dem Bauchnabel liegt, sondern zeigt zur Seite, wird vermutlich auch das Becken seitlich gekippt sein. Dreht man nur den Kopf und verschiebt sich dadurch die Nase, liegt nicht zwangsläufig eine Beckenschiefstellung vor. Stehst Du aber aufrecht und siehst geradeaus in einen Spiegel und erkennst dabei, dass Bauchnabel und Nase nicht auf einer Linie liegen, so muss das Bekken besser ausgerichtet werden. Als Hilfe zur Überprüfung der optimalen Verbindung zwischen Bauchnabel und Nase kann das Brustbein in die Linie integriert werden. Diese drei Elemente dürfen nicht verschoben werden. Unterschiedlich lange Beine können auch zu einer Nichtübereinstimmung von Nase und Bauchnabel beitragen.

Visualisierungsübung: Bei der dritten Linie stellt man sich am besten die korrekte Linie von oben nach unten vor. Zusätzlich kann das „schwimmende Becken" visualisiert werden, um die Struktur in der Körpermitte zu verbessern.

Während des Alltags sollte man sich immer wieder an die drei Linien erinnern, damit der Körper Zeit und Raum bekommt, sich auf dieses Bewegungsprogramm einzustellen. Will man während der Bewegungen die Struktur einhalten, stellt man sich statt der Linien ein Seil vor. Jedes Gelenk symbolisiert eine an diesem befestigte Boje, die auf der Wasseroberfläche schwimmt. Achte darauf, dass das Seil gerade herunterhängt und keine Knicke hat. Mit den Wasserbojen kannst Du jederzeit die Winkel und Richtungen der Gelenke verändern. Beachte jedoch die natürlichen Grenzen der Gelenkbewegungen.

Übungen für die Körperstruktur

Übungsziele: Tiefensensibilität und natürliche Ausrichtung des Körpers

Stehen wie eine Säule

1. Diese Übung wurde bereits im Kapitel „Die richtige Körperhaltung" beschrieben. Durch aufrechtes Stehen und Arbeit mit der Schwerkraft können Muskeln und Gelenke entlastet werden.

Das Spiel der Linien

1. Die oben beschriebenen Linien können mithilfe der Vorstellungskraft erspürt werden. Hat man erst einmal den Zusammenhang erkannt, stellt sich die optimale Körperstruktur immer besser ein. Gehe langsam ein paar Schritte vorwärts und erspüre die Lage der ersten Linie.
2. Gehe danach rückwärts und konzentriere Dich auf die zweite Linie.
3. Gehe seitwärts und fokussiere Dich auf Deine dritte Linie.
4. Danach kannst Du Deine Gangart mit den drei Linien beliebig kombinieren. Auch das Gehtempo und der Abstand zwischen den Beinen können variieren. Wichtig ist dabei, immer den Fokus auf die körperinneren Prozesse zu richten.
5. Ein weiterer erhöhter Übungsgrad besteht darin, sich nicht nur jede Linie einzeln vorzustellen, sondern die Linien kombiniert zu erspüren.

Checkliste für Entspannung und Körperstruktur

1. Befindet sich Dein Körper „im Lot"?
2. Weißt Du, wo sich der Körperschwerpunkt befindet?
3. Sind im Stand beide Füße gleich belastet?
4. Sind Deine Knie leicht gebeugt?
5. Spürst Du, wie Du das Körpergewicht verteilen kannst?
6. Ist Deine Wirbelsäule aufrecht und dennoch entspannt?

3.4 Beweglichkeit

Die Beweglichkeit eines Körpers ist stark von der Konstitution desselben abhängig. Im Tai Chi geht es darum, so beweglich wie möglich zu sein, um den eigenen Schwerpunkt stets sicher halten zu können. In der Sportmotorik konzentriert sich der Begriff auf jene Fähigkeit, die erforderlich ist, um Bewegungen mit der notwendigen Schwingungsweite auszuführen. Die Beweglichkeit wird also in Gelenkigkeit und Dehnfähigkeit unterteilt.

Dehnfähigkeit und Gelenkigkeit

Das Stretching ist weitläufig als Dehnungsmethode bekannt. Die Form dieser Übungen findet im Tai Chi keine Anwendung, weil sie eher statisch ist. Im Tai Chi spielt die dynamische Dehnung eine wesentlich größere Rolle – bei ihr stehen weiche und sprunghafte Bewegungen im Vordergrund. Die Dehnfähigkeit bezieht sich vor allem auf die Muskeln eines Körpers. Die Gelenkigkeit meint die Schwingungsweite der Gelenke und ist durch physische Merkmale determiniert. Durch regelmäßiges Üben von Tai Chi kann die Gelenkigkeit verbessert werden. Ihre Optimierung ist für Tai Chi-Praktizierende wichtig, weil die Energie des Körpers nur durch „offene" Gelenke fließen kann.

Wasser ist weich, Wasser passt sich an, Wasser fließt, bleibt nicht stehen, verändert sich und ist nachgiebig. Im Tai Chi soll der Körper wie Wasser werden. Er muss flexibel, leicht und anpassungsfähig werden, damit man sich verschleißarm und voller Kraft bewegen kann. Wasser leistet keinen Widerstand, es wird nicht fest, es umspült Hindernisse und findet neue Wege. Wasser kann sich ausdehnen. Wirft man einen Stein in den See, so nimmt das Wasser den Stein auf. Es dehnt sich aus und „verschluckt" den Stein, dann schließt sich die Wasseroberfläche wieder.

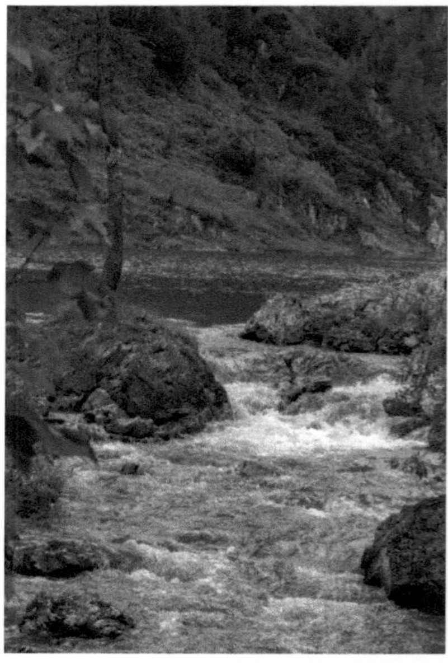

© Peter Martens / pixelio.de

Wer Tai Chi regelmäßig und intensiv übt, wird lernen, seinen Körper wie Wasser werden zu lassen. Stößt der Körper auf einen Widerstand, so gibt er nach, wird weich und kann um das Hindernis herum „schwimmen", statt geradlinig mit ihm zusammenzustoßen. Die Voraussetzung dafür ist eine hohe Beweglichkeit in den Gelenken und Muskeln. Steife Gelenke und harte Muskeln hindern den natürlichen „Fluss" des Körpers und bieten eine Angriffsfläche für äußere Kräfte.

Tai Chi fördert ebenso die geistige Beweglichkeit. Da es ein Grundanliegen des Tai Chi ist, die Absichten eines Gegners bzw. Übungspartners zu erkennen, bevor dieser sie ausführt, muss man als Tai Chi-Adept über eine schnelle Auffassungsgabe verfügen. Ein schnelles Denkvermögen und intuitive Handlungen erweisen sich auch im Alltag als äußerst nützlich: Man reagiert schneller in Notsituationen, lernt, echte Gefahr von falscher zu unterscheiden und man geht sicherer und selbstbewusster durch das Leben. Geistige Beweglichkeit erweitert die eigenen Handlungs- und Denkräume. So findet man Lösungen für Probleme, wo man zuvor nie welche vermutet hätte. Beweglichkeit ist also in einem umfassenden Sinn auf mentale und körperliche Flexibilität bezogen. Die für das Tai Chi typische Beweglichkeit kann auch als passive Kraft bezeichnet werden. Geht man beispielsweise mit ausgestreckten Armen auf eine Wand zu, gibt es zwei Möglichkeiten: Entweder man bleibt in den Armen und im Rest des Körpers unbeweglich, so stößt man direkt mit der Wand zusammen und wird von ihr zurückgestoßen.

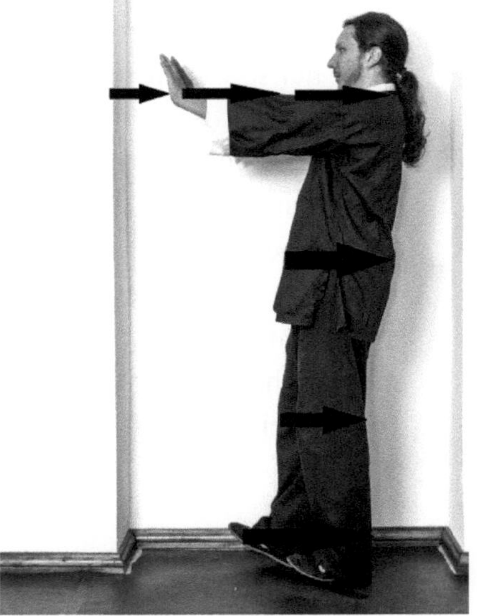

Die andere Möglichkeit ist, im Moment des Auftreffens den gesamten Körper zu entspannen - so kann der durch den Zusammenstoß erzeugte Druck durch den Körper in den Boden abgeleitet werden. Durch rechtzeitiges Entspannen und durch Deine Beweglichkeit kannst Du den Druck über die Struktur ableiten. Das heißt, dass alle drei Linien im Körper optimal ausgerichtet sein müssen. Du solltest dann Druck in Deinem Fuß spüren. Bleibst Du fest und unbeweglich, dann spürst Du den Druck in den Händen und in Deinem Oberkörper.

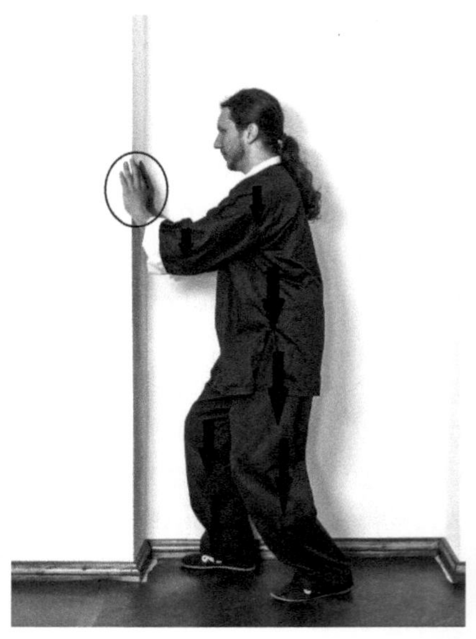

Übungen für die Beweglichkeit
Übungsziele: Entspannung

<u>Yin und Yang im Wechsel</u>

1. Spanne Deinen gesamten Körper an, egal ob im Liegen oder Stehen. Zähle langsam bis drei und lasse dann komplett los. Wenn Du stehst: Halte nur so viel Spannung, wie notwendig ist, damit Du aufrecht stehen bleibt.
2. Wiederhole die Übung nur mit Deinen Armen und löse die Spannung wieder auf. Danach mit Deinen Beinen, dem Hals und mit Deinem Oberkörper.
3. Nachdem Du den gesamten Körper nochmal so kräftig wie möglich angespannt hast, löst Du die Spannung wieder auf und bewegst Dich einige Schritte. Du solltest Dich nun leichter als vorher fühlen. Diese Leichtigkeit gilt es, in den Alltag zu integrieren.

Die Teeschale führen

1. Stelle Dich aufrecht hin. Deine Beine sind schulterbreit und die Füße zeigen parallel nach vorne.
2. Lege Deine linke Hand auf den Unterbauch. Hebe die rechte Hand mit der Handfläche nach oben auf die Höhe Deines Solarplexus an.

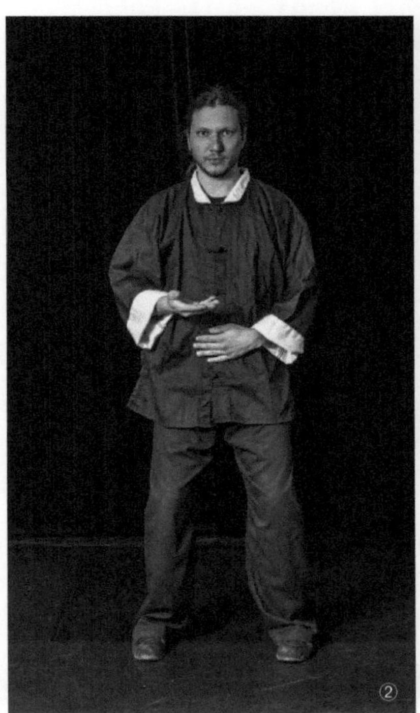

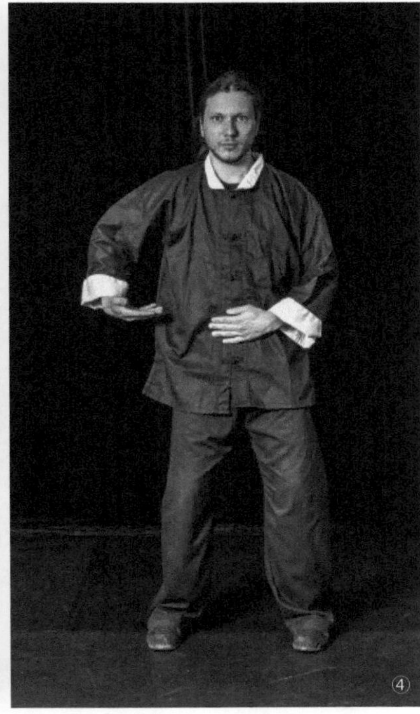

3. Führe die Hand nun so, als würdest Du eine Wasserschale auf der Handfläche halten. Du kannst natürlich auch eine bruchsichere Schale für die Übung verwenden. Drehe Deine Hand im Handgelenk nach hinten, so dass die Finger auf Deinen Körper weisen.
4. Führe die Hand am Körper vorbei. Lasse dabei Deinen Ellbogen unbewegt. Führe die Hand und den Arm so gerade wie möglich nach hinten.

5. Wenn der Arm fast gestreckt ist, führst Du ihn durch eine Schulterbewegung zur Seite, so dass der gestreckte Arm nach rechts zeigt. Die Handfläche weist noch immer nach oben.

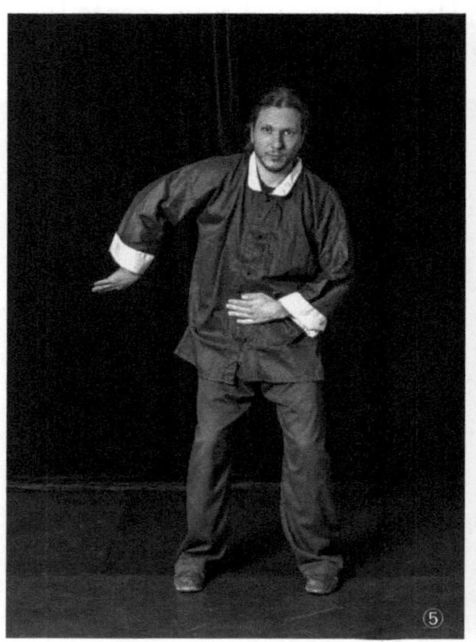
⑤

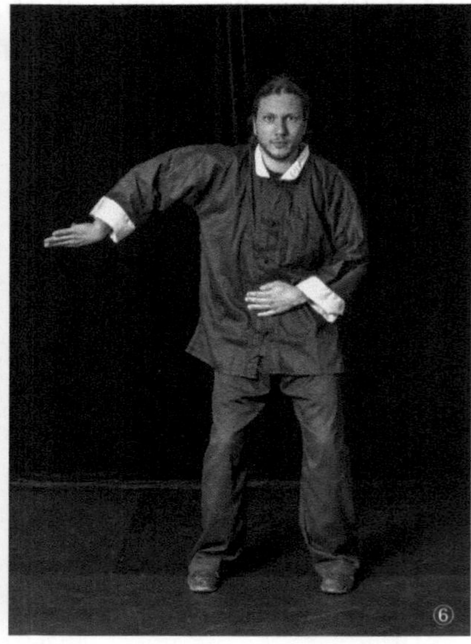
⑥

6. Führe den Arm weiter vor Deinen Körper. Damit die Handfläche weiter nach oben zeigen kann, musst Du Deine Struktur verändern und im Schultergelenk locker lassen.

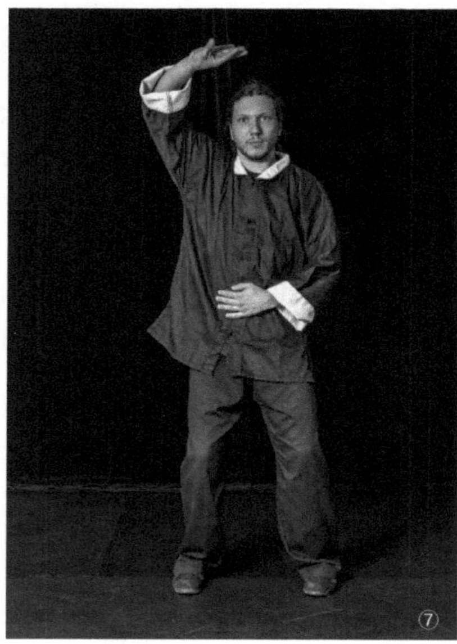
⑦

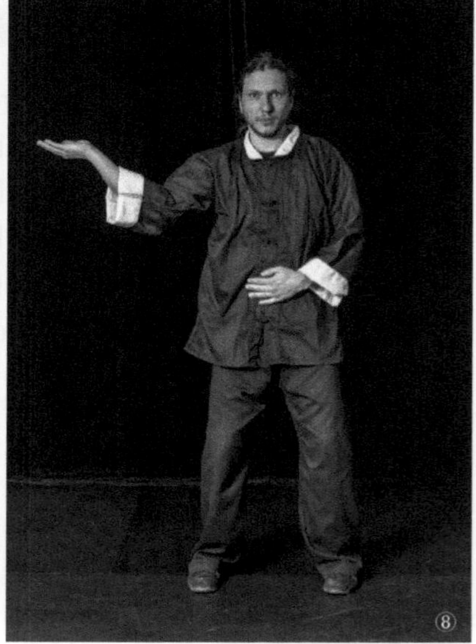
⑧

7. Führe Deine Hand in einer Halbkreisbewegung über Deinen Kopf. Dort angekommen, weisen die Finger nach links.
8. Drehe Arm und Hand weiter nach hinten, so dass sich eine natürliche Kreisbahn ergibt, die Deine Hand und den Arm wieder in die Position führen, in der Dein Arm nach rechts ausgestreckt ist.
9. Führe die Hand von hier vor Deinen Unterbauch zurück. Du hast eine Umdrehung geschafft!

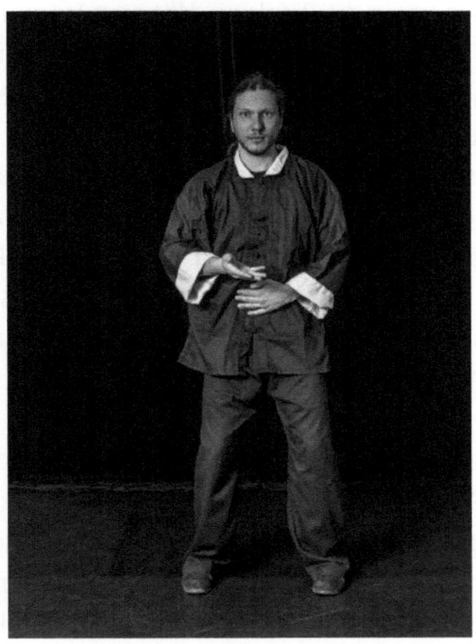

10. Wiederhole diese Übung mit der anderen Körperseite.
11. Auch wenn die Übung hier schrittweise beschrieben wird, musst Du darauf achten, alle Bewegungen flüssig und hintereinander auszuführen, damit sie Schwung erzeugen, der Dich von Bewegung zu Bewegung führt. Bleibe immer so aufrecht wie möglich.
12. Du kannst variieren und experimentieren, indem Du die Übung mit beiden Händen ausführst oder Wege findest, die Richtungen zu verändern. Du kannst auch in doppelter Schulterbreite stehen und die Bewegungen des Arms unterstützen, indem Du den Oberkörper in die Richtung schwingst, in die sich Dein Arm und Deine Hand bewegen sollen. Achte dabei auch auf eine Gewichtsverlagerung in den Beinen und Füßen.
13. Eine Hilfestellung: Verfolge die Hand mit den Augen.

3.5 Die Entdeckung der Langsamkeit

Tai Chi ist für die Langsamkeit seiner Bewegungen bekannt. Oftmals werden diese damit begründet, den meditativen Aspekt des Tai Chi zu unterstützen. In der Tat führen langsame Bewegungen zu einer höheren Konzentration und erleichtern das Versinken in den Augenblick. Doch es geht nicht nur um Meditation. Das langsame Ausführen der Bewegungen hat auch ganz pragmatische Gründe – allen voran die Präzision. Übt man langsam, so hat man die Möglichkeit, jedes kleine Detail einer Bewegung kennenzulernen. Das Lernen geschieht tiefgründiger und schafft damit Raum für echte Einblicke in den eigenen Körper. Übte man die Bewegungen schnell aus, würde man sie niemals so optimal ausführen können, wie dies in der langsamen Gangart möglich ist. Wer schnell schreibt, schludert in seiner Handschrift. Lässt man sich allerdings für jeden Buchstaben genug Zeit, so kann man aus jedem Satz ein wahres Kunstwerk kreieren. Genauso verhält es sich mit der Bewegung. Wer sich für jede Bewegung genug Zeit lässt, kann sie harmonisieren und durch regelmäßiges Üben kultivieren.

Damit der ganze Körper entspannt werden kann und die Gelenke gelokkert werden, ist das langsame Ausführen der Bewegungen essenziell, denn dadurch kann man das Körpergewicht korrekt verlagern, man kann Verspannungen aufspüren und man kann sich voll und ganz auf die Bewegungen konzentrieren. Wer Tai Chi langsam übt, spürt Haltungsfehler auf und kann die Körperhaltung so verbessern, dass ungünstige Gelenkbelastungen vermieden werden. Die Langsamkeit ist die Grundlage, auf der sich ein gutes Körpergefühl entwickelt.

Wenn Du schon eine Tai Chi-Form lernst, so kannst Du, wenn Du sie langsam genug übst, auf die in diesem Buch vorgestellten Prinzipien achten. Nimm Dir einfach ein bestimmtes Prinzip oder einen konkreten Hinweis vor und achte darauf, während Du Deine Form läufst. Und umgekehrt kannst Du die Bewegungen Deiner Form in den Alltag integrieren und Dich auf diese Weise den hier beschriebenen Prinzipien nähern. Letztlich geht es immer um die optimale Bewegung. Und die optimale Bewegung kann man nur erspüren, wenn Ruhe und Entspannung dominieren, denn erst dann kannst Du Deine Aufmerksamkeit fokussieren und lenken. Übe langsam und gestalte

Deinen Alltag – selbstverständlich im Rahmen der Möglichkeiten – ruhiger und langsamer, denn nur dann findest Du auch zu Dir selbst. Wer nur in Hektik, Stress und Eile lebt, vergeudet nicht nur seine Lebensenergie, sondern erschwert sich auch einen Zugang zu sich selbst. Das ist sowohl auf den Körper als auch auf die geistigen und seelischen Prozesse bezogen. Gönn Dir die Zeit und beobachte Dich in jeder erdenklichen Situation. Beobachte Dein Verhalten, Deine Gedanken und Deine Gefühle. Du musst nichts damit tun – nur beobachten. Und mit der Zeit wirst Du Deiner Gewohnheiten und Handlungsmuster immer bewusster. Irgendwann stellen sich an den nötigen Stellen positive Veränderungen ein. Du musst nichts dafür tun, außer zu beobachten. Das ist das Handeln durch Nicht-Handeln.

Willst Du etwas schnell erledigen, dann mache es langsam, denn langsam heißt präzise und präzise heißt schnell.

4. Tai Chi im Alltag – Alltag im Tai Chi

Tai Chi ist eine Bewegungskunst. Wir müssen uns in unserem Alltag bewegen und diesen selbst in Bewegung halten, sonst bleibt er leblos, künstlich und wir können uns nicht von der Stelle rühren. Was bedeutet das? Bezogen auf Tai Chi ist hiermit gemeint, dass wir nicht nur in unserem Training üben, sondern ein Bewusstsein für unsere alltäglichen Bewegungen entwickeln müssen, damit wir rund um die Uhr bewusste und präzise Bewegungen ausführen können. So findet das Training überall statt und nicht nur ein- oder zweimal pro Woche.

4.1 Fitness ist nicht gleich Fitness

Nicht selten ist in den Medien vom Fitnesswahn zu lesen oder zu hören. Damit ist der Trend gemeint, sich in einem Fitnessstudio oder Aerobic-Kurs anzumelden und den Körper einer bestimmten Belastung auszusetzen, um entweder Pfunde zu verlieren oder Muskeln gezielt zu definieren. Weil der moderne Mensch aufgrund seiner Arbeit, die die Längsachse seiner Lebenszeit darstellt, fast nur am Abend bzw. nach dem Ende des Arbeitstages Zeit für seinen Körper hat, wird dieser auf gefährliche Weise beansprucht: Die meiste Zeit am Tag hat man entweder im Büro gesessen oder routinemäßige Bewegungen am Arbeitsplatz ausgeführt. Keinesfalls hat man den Körper im Sinne von Fitness beansprucht. Er ist gewissermaßen im Ruhemodus. Nun aber soll er von jetzt auf gleich Leistung bringen und in den Sportmodus wechseln.

Fakt ist: Viele Menschen haben gar keine andere Möglichkeit, als ein Sportangebot erst nach ihrer Arbeit wahrzunehmen. Es stimmt auch, dass wenigstens etwas Sport immer noch besser ist als überhaupt kein Sport – vorausgesetzt, dieser Sport wird korrekt und körperbewusst ausgeführt. Wenn dem nicht so ist, kann man dem Körper auch mit nur etwas Sport großen Schaden zufügen. Dies ist beim Training im Fitnessstudio besonders ernst zu nehmen: Wer nach einem anstrengenden Tag im Büro ins Fitnessstudio geht, der mutet seinem Körper extrem viel zu: Die Muskeln sind träge, die Gelenke schwerfällig, das Blut müht sich im Gewebe ab, und der

Geist ist entweder noch bei der Arbeit oder bei der Planung des nächsten Urlaubes - zumindest nicht im Hier und Jetzt. Unter diesen Bedingungen sollen dann Gewichte gestemmt, Dehnübungen vollzogen, oder andere sportliche Aktivitäten ausgeführt werden. Die Muskeln erzeugen so viel Spannkraft wie möglich, aber die Gelenkflüssigkeit kommt mit Einschmieren nicht hinterher. Das Herz und die Gefäße werden belastet und die Bänder in Mitleidenschaft gezogen. Darum ist es wichtig, ein anderes Fitness-Verständnis zu bekommen. Und mit Tai Chi ist genau dies möglich.

Tai Chi lädt uns ein, Fitness aus einer anderen Perspektive zu erfahren. Es muss nicht immer nur ein Training bis zum Umfallen sein. Fitness kann auch Entspannung, Konzentration und Aufmerksamkeit bedeuten. Tai Chi ist nicht nur auf ein bis zwei Trainingseinheiten pro Woche begrenzt, denn jede Bewegung, die man ausführt, kann ein Tai Chi-Training sein. Daher ist es sehr gut geeignet, um ungünstige Bewegungsmuster oder Fehlhaltungen zu korrigieren und langfristig fit zu bleiben. Mit Tai Chi wird man den Bizeps also nicht vergrößern, aber es bietet die Möglichkeit, ein Bewegungskonzept kennenzulernen, das es möglich macht, viel Kraft bei geringem Aufwand zu entfalten und bis ins hohe Alter beweglich zu bleiben.

4.2 Genussvolle Bewegungen

Wer kann heute noch von sich behaupten, genussvolle Bewegungen auszuführen? Manche ärgern sich über jede scheinbar unnötige Bewegung, andere klagen über Schmerzen im Bewegungsapparat und immer mehr Menschen sitzen mehr im Auto als an der frischen Luft zu laufen. Bewegungen werden ausgeführt, weil sie ausgeführt werden müssen – nur selten bewegt man sich, um echten Genuss zu verspüren. Im Sport sieht es ähnlich aus. Weil wir das Leistungsprinzip unserer Sportphilosophie so stark verinnerlicht haben, strengen wir uns an, mühen uns ab und quälen uns, bis wir ein bestimmtes Ziel erreicht haben. Klar, dass da kein Raum mehr für den Genuss eigener Bewegungen bleibt. Wo haben wir noch die Möglichkeit, die Freude an der Bewegung wiederzuentdecken? Die Antwort ist einfach: In unserem Alltag. Wir können jede Bewegung mit Genuss, Liebe und Konzentration ausführen. Statt durch die Stadt zu bummeln oder zur Arbeit zu hetzen, können wir entspannt und langsam einen Schritt vor den nächsten setzen und unsere Umwelt und unseren Körper viel tiefer und umfassender wahrnehmen. Statt hektisch umher zu rennen, können wir uns mit Freude und Genuss von einem Bein auf das andere schwingen. Wenn wir locker und entspannt bleiben, spüren wir unsere Körperenergie – dann haben wir die Verbindung zu uns selbst. Wer genussvoll gehen kann, stolpert weniger, er verlagert sein Körpergewicht besser und seine gesamte Körperhaltung nimmt eine deutlich positivere Form an.

Wir haben jeden Tag die Chance, unsere Einstellung uns selbst und unserer Umwelt gegenüber zu verändern. Statt also alltägliche Bewegungen zu beklagen, können wir uns an ihnen erfreuen – auch wenn es nur ein kleiner Fingerzeig ist. Freude entspannt! Beobachten wir uns selbst, so erfahren wir relativ schnell, welche Bewegungen uns gut tun und welche nicht. Es müssen noch nicht einmal große Bewegungen sein – vielleicht ist es ein Strekken, Gähnen oder ein lautes Seufzen. Ganz gleich, was einem gut tut: Es gilt, dies regelmäßig zu wiederholen und auch zwischendurch einfach mal eine Bewegung auszuführen, die Freude macht.

Umsetzungsmöglichkeiten für Tai Chi

In Deinem Tai Chi-Training ist Genuss wichtig für jede Übung, die ausgeführt wird. Genuss entspannt, und entspannte Bewegungen bringen wiederum Genuss. Spüre die Schritte in der Form oder in anderen Übungen. Achte auf Deine Füße und spüre ihren Kontakt zum Boden und in die Erde hinein. Genieße die Leichtigkeit von Bewegungen, die Dir enorme Kraft verleihen. Dies ist ein wichtiges Kontrollinstrument. Wenn eine Bewegung nicht nach den Tai Chi-Prinzipien ausgeführt wird, zeigt sich das durch unnötige Spannung, Druck oder Schmerzen im Körper. Du bist im Tai Chi auf dem richtigen Weg, wenn Du Dich in Harmonie mit Deinem Körper bewegen kannst. Es ist ein tolles Gefühl, Spannung herauszunehmen und energiegeladene Bewegungen zu praktizieren. Achte daher auf die korrekten Bewegungen und lasse die Freude an diesen Bewegungen aufsteigen.

Umsetzungsmöglichkeiten für den Alltag

Im Alltag Genuss finden? An den eigenen Bewegungen? Wie das? Mit Entspannung! Und mit Aufmerksamkeit! Genuss kann man nicht erzwingen, aber es ist möglich, die Weichen auf Genuss umzustellen. Achte im Alltag einfach auf Bewegungen, die Dir gut tun, bei denen Du entspannen kannst und ein wohliges Gefühl verspürst. Manche Bewegungen, die genau das mit sich bringen, führt der Körper von alleine aus. Deine Aufgabe ist es, darauf zu achten, in welchen Momenten Dein Körper solche Bewegungen zulässt. Finde die Freude an Deinem Körper über diese Bewegungen.

4.3 Die Kraft unserer Vorstellung

Tai Chi im Alltag bedeutet, dass wir unsere Bewegungen aus dem tiefsten Inneren ausführen, bewusste und entspannte Bewegungen ausführen und unseren Körper mit unserem Geist verbinden. Dies gelingt uns am einfachsten mithilfe der Vorstellungskraft. Sie wurde bereits an einem einfachen Beispiel im Kapitel über Visualisierungen erwähnt. Die Vorstellung einer bestimmten Bewegung bleibt nicht im Kopf isoliert, sondern wirkt sich auf einer subtilen Ebene auf den Körper aus. Wir können uns zum Beispiel beim Gehen vorstellen, dass uns Wurzeln aus den Füßen wachsen, die tief in den Boden hineinranken und eine gute Stabilität ermöglichen. Ein alternativer

Gedanke wäre, dass Zugbänder unsere Arme nach oben befördern. Der Fantasie sind keine Grenzen gesetzt.

Mithilfe der Vorstellungskraft ist es auch möglich, unsere Körperhaltung jederzeit zu kontrollieren. Indem wir unsere Aufmerksamkeit nach innen richten und uns imaginär vor Augen halten, wie der Körper im Inneren arbeitet, können wir für subtile Ungleichgewichte sensibilisiert werden. Ob die Vorstellung vom eigenen Körperinneren richtig oder falsch ist, spielt dabei keine große Rolle. Viel wichtiger ist es, sich ganz und gar auf den Gedanken einzulassen, Bewegungsprozesse im Körper wahrzunehmen. Wenn wir beispielsweise auf einem Stuhl sitzen, dann können wir an unsere Wirbelsäule denken und unsere Aufmerksamkeit zu den Punkten lenken, an denen sie die Stuhllehne berührt. Wir können ein Gefühl für unsere Gesäßmuskulatur entwickeln und fühlen, ob unser Kopf gerade auf dem Hals sitzt oder ob er zu sehr nach hinten gezogen oder zu stark nach vorne gedrückt wird.

Die Vorstellungskraft muss wie jede andere Kraft trainiert werden. Wer nie bewusst mit ihr agiert, wird schlechtere Resultate erhalten als jemand, der täglich mit seinem Bewusstsein arbeitet. Die Vorstellungskraft kann auch zu einer geistigen und körperlichen Entspannung genutzt werden. Beispielsweise bietet sich die Möglichkeit an, am Abend vor dem Schlafengehen, gerade auf den Rücken zu legen und sich vorzustellen, wie ein Staubsauger sämtliche Schmutzpartikel aus dem Körper heraussaugt. Solange man diese Übung mit Spaß und ohne Druck ausführt, wird man wie von allein „Verunreinigungen" im Körper finden. Die Schmutzpartikel müssen also nicht erst „gesetzt" werden, sondern entwickeln sich in Gedanken von selbst. Genau dieses Phänomen der eigenen Vorstellungen gilt es, in den Alltag zu integrieren. Die Bilder entwickeln sich aus sich selbst heraus. Sie geben uns Hinweise auf das, was aktuell in uns geschieht.

Umsetzungsmöglichkeiten für Tai Chi

Die Kraft Deiner Vorstellung kannst Du im Tai Chi mit Meditationen trainieren. Du kannst diese im Sitzen, Liegen oder Stehen ausführen. Natürlich ist es auch im Sinne des Tai Chi, Meditation in der Bewegung auszuführen. Du kannst Dir Dein Energiezentrum, welches sich unter dem Bauchnabel befindet, als eine glühende Kugel vorstellen. Diese Kugel pulsiert, dreht sich, wächst, schrumpft, und gibt Energie in alle Richtungen ab. Wenn Du Dich bewegst, kannst Du die körperinneren Prozesse visualisieren. Wenn Du die Tai Chi-Form läufst, visualisierst Du immer die Figur, in der Du die Bewegung beendest. Ein möglicher Gedanke wäre, dass sich vor Dir ein Schatten mit Deinen Umrissen befindet. Dieser steht genauso da, wie Deine Bewegung enden würde. Du gleitest mit Deinen Bewegungen in dieses Abschlussbild hinein.

Umsetzungsmöglichkeiten für den Alltag

Im Alltag kannst Du die Vorstellungskraft ganz nach Belieben trainieren. Denke an Dein Energiezentrum oder die Wurzeln, die aus den Füßen wachsen. Es gibt auch noch den Gedanken an eine Schutzhülle, die Dich umgibt. Diese kannst Du beispielsweise damit erreichen, indem Du an eine große Blase denkst, in der Du stehst. Beobachte die Veränderungen in der Körperhaltung, während Du die Blase visualisierst. Die Vorstellungskraft kann auch dadurch trainiert werden, dass Du ganze Lebensszenen, Wunschzustände, Trainingsszenen etc. visualisierst. Deiner Fantasie sind keine Grenzen gesetzt. Nutze sie für Dein Wohlbefinden und bewusste Bewegungen.

4.4 Berührungen erfahren

Tai Chi Chuan ist eine Kampfkunst, bei der Partnerübungen im Vordergrund stehen. Zwar wird intensiv eine Form geübt, aber die vermittelten Prinzipien sollen in Partnerübungen zur Anwendung kommen und überprüft werden. Dabei gilt es, nicht nur ein Bewusstsein für die eigenen Bewegungen zu schulen, sondern auch die Bewegungen des Gegenübers bewusst zu erfahren. Im Push Hands geschieht dies durch einen permanenten leichten Körperkontakt. Wir können dank unserer Oberflächensensibilität äußere Drücke und Richtungswechsel des Partners erkennen, noch bevor dieser sie ausführt. Im Alltag müssen wir nicht ständig an anderen Leuten „kleben", um deren Energien zu spüren. Es reicht schon aus, beim Händegruß oder bei Umarmungen intensiv in die Bewegung hinein zu spüren. Dadurch wird man locker und öffnet sich dem Gegenüber – man lässt dessen Bewegung zu, und zwar nicht nur im äußeren Bereich, sondern auch im tiefsten Inneren.

Eine Berührung des Anderen ist immer eine Berührung mit sich selbst. Man spürt die eigene Hand an der Hand des anderen. Durch dessen Wärme kann man die eigene erkennen.

Wie wichtig authentische Berührungen sind, lässt sich beim Trösten von Kindern beobachten. Eine liebevolle Umarmung durch die Eltern oder andere Erwachsene lässt schnell so manche Träne trocknen. Auch Erwachsenen tun Berührungen gut. Berührungsmangel führt zu Aggressivität, Distanzierung und anderen Problemen. Die Menschen haben ein natürliches Bedürfnis nach Nähe. Über die Haut können wir Berührungen erleben. Wenn wir unsere Oberflächensensibilität schulen, bekommen wir einen neuen Zugang zu unserem Gegenüber. Das Beste von allem: Man muss nicht auf das Tai Chi-Training warten, um andere Menschen zu spüren. Man kann gleich damit beginnen: Umarmungen, Handgrüße, Schulterklopfen sind ganz alltägliche Berührungen. Ganz gleich, ob man diese Bewegungen an einem anderen ausführt oder man selbst der Empfänger ist: Im Moment der Berührung sollte man sich ganz auf die Berührungsstelle konzentrieren und darauf achten, was diese Bewegung mit einem selbst tut.

Wer sich in seinem Körper unwohl fühlt, neigt dazu, Berührungen zu vermeiden. Menschen, die ein gesundes Körperbewusstsein haben, können auch andere auf eine angenehme Weise berühren und ihr Wohlbefinden damit weiterreichen. Möchte man jemanden berühren, ist aber selbst sehr verspannt und müde, dann übertragen sich diese Zustände. Mit der Vorstellungskraft und ein wenig Körperroutine ist es aber ohne weiteres möglich, sich bewusst zu entspannen und positive Gefühle zu entwickeln, die dann weitergereicht werden können. Kurz vor einer Berührung ist es von Vorteil, sich auf den eigenen Atem zu konzentrieren. Man stellt sich vor, wie man von innen heraus zu leuchten beginnt.

Es gibt zahlreiche Heilverfahren, die einzig auf der Berührung beruhen. Das Heilen mit Händen ist in mehreren Kulturen bekannt und wird auch in der Gegenwart noch immer angewendet. Berührung kann Meditation sein. Sie kann einen Schlüssel zu uns selbst darstellen. Indem wir erkennen, wie wir Berührungen wahrnehmen, erkennen wir auch unsere Einstellung den anderen Menschen und uns selbst gegenüber.

Umsetzungsmöglichkeiten für Tai Chi

Da Tai Chi eine Kampfkunst ist, spielt Körperkontakt eine essenzielle Rolle. Dementsprechend gibt es auch viele unterschiedliche Übungen, mit denen Berührungen durch andere Menschen erfahrbar gemacht werden können. Da diese Übungen aber komplex und schriftlich nur schwer zu beschrieben sind, sei an dieser Stelle dazu geraten, sich an einen Tai Chi-Lehrer vor Ort zu wenden, um mit diesem die Vielfalt der Berührungen kennenzulernen. Eine einfache Übung, die nicht viel Wissen um die Berührungsqualitäten erfordert, möchte ich dennoch vorstellen. Stelle Dich entspannt und gerade hin. Du kannst die Haltung der „Stehenden Säule" nutzen.

Wenn Du bereits eine Tai Chi-Form übst, dann wähle eine Figur aus und stelle Dich in diese Position. Bitte einen Partner, Dich an einer bestimmten Körperstelle zu berühren. Je nach Position kann er Deine Arme, Deine Schultern, Deinen Rücken, Deinen Kopf, Deinen Brustkorb oder Deine Hüften berühren. Seine Aufgabe besteht darin, einen leichten Druck gegen die Körperstelle auszuüben. Deine Aufgabe wird es sein, diesen Druck zuzulassen und durch den Körper in die Füße abzuleiten. Dies wird Dir nur gelingen, wenn Deine Körperstruktur optimal ausgerichtet ist, Du NICHT gegen die Berührung ankämpfst und das Gewicht optimal im Körper verteilt ist. Entspanne Dich und stelle Dir vor, wie der Druck durch Dich hindurch gleitet, wenn Du ihn spürst. Du bist das Gefäß! Wenn Du die äußere Kraft ableiten kannst, ohne Deine Stabilität aufzugeben, dann kann Dein Partner den Druck verstärken und/oder die Richtung des Drucks verändern, so dass Du Dich wieder neu ausrichten musst. Diese Übung fördert Deine Lockerheit, Deine Körperstruktur und das Körperbewusstsein.

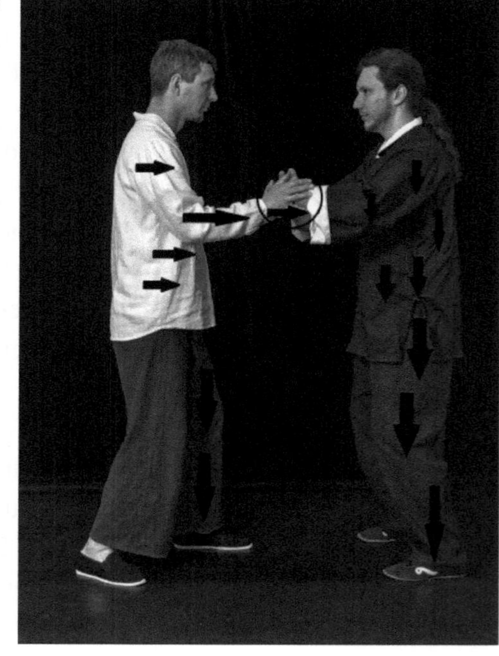

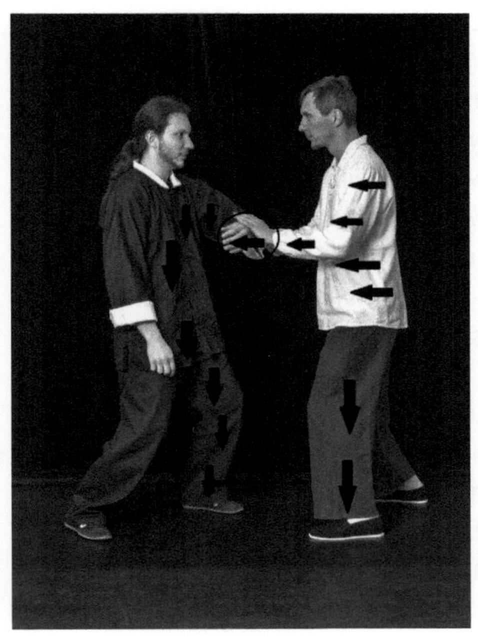

Was aber mindestens genauso wichtig ist: Du lernst Berührung neu kennen. Im partnerschaftlichen Miteinander kannst Du mit der Berührung des Anderen experimentieren und Deine eigenen Reaktionen erforschen. Außerdem erkennst Du vielleicht die Verbindung zu Deiner Umwelt. Dein Körper und der Körper Deines Partners sind die Schnittstelle zweier Energiesysteme. Ihr berührt euch, tauscht euch aus, lernt voneinander -alles ohne ein Wort zu sprechen.

Umsetzungsmöglichkeiten für den Alltag

Im Alltag kannst Du Berührungen bei Begrüßungen, Verabschiedungen, Umarmungen, Streicheleinheiten und allen anderen Formen des Körperkontaktes erfahren. Hierbei zählt nicht nur die Berührung als solche, viel wichtiger sind die Reaktionen, die diese Berührung in Dir auslöst. Was geschieht, wenn Dir eine ganz bestimmte Person auf die Schulter klopft? Wo spürst Du das Klopfen? Welche Gedanken kommen Dir? Welche Gefühle? Was spürst Du bei Umarmungen? Du musst in Dich hineinhören. Es kann sein, dass gute wie schlechte Gefühle hervorgerufen werden. Beobachte sie und lasse sie dann wieder los. Es ist nicht nötig, dass Du etwas mit Deinen Gefühlen tust. Sie dürfen auftreten, ziehen vorüber und verschwinden dann wieder. Gerade bei Berührungen schwingen sehr viele Gefühle mit – auch die des Gegenübers. Was strahlt Dein Gegenüber aus? Was bezweckt die Person mit der Berührung? Spüre Dich in Dein Gegenüber hinein. Hab Freude dabei, spiele, experimentiere und beobachte.

4.5 Körperbewusstsein und Lockerheit

Ob mit oder ohne Berührung: Ein gutes Körperbewusstsein verhilft dazu, die Umwelt und sich selbst intensiver zu erfahren. Die Voraussetzung dazu ist Lockerheit. Tai Chi im Alltag anwenden, heißt: Immer wieder auflockern! Es gibt viele Situationen, in denen wir uns verspannen, und oftmals bemerken wir das nicht. Darum gehört es zu den Grundlagen des Tai Chi, den eigenen Körper immer wieder auf Verspannungen zu überprüfen. Wurde eine solche entdeckt, gilt es, diese so sanft wie möglich zu lösen.

Im Alltag geht es darüber hinaus darum, verspannende Haltungen und Bewegungen aufzudecken, die man unbewusst immer wieder ausführt. Wir müssen uns selbst auf die Schliche kommen und durch bewusste Bewegungen Veränderungen herbeiführen. Statt stumpfsinnig vor sich herzulaufen, gilt es, mit jedem Schritt zu prüfen, wie das Gewicht im Körper verteilt ist, ob sich der Körper als Einheit bewegt und die Gelenke nicht überstrapaziert werden. Durch Training und Achtsamkeit entwickelt man schon bald ein Gefühl für die „richtige" Bewegung. Wir werden durch Tai Chi scharfsinniger.

Ein wichtiger Schritt für mehr Körperbewusstsein ist, sich bewusst zu werden, wo wir unseren Körper überhaupt bewegen. Wenn man beispielsweise einen Schritt setzt, geht es darum, in den Körper hinein zu spüren, um zu erkennen, welche inneren und äußeren Körperteile überhaupt an der Bewegung beteiligt sind. Es ist nicht so wichtig, zu wissen, dass das Knie bei einem Schritt gebeugt wird. Viel wichtiger ist es, dieses Beugen zu spüren. Je mehr wir nicht über Bewegungen nachdenken, sondern sie in uns spüren, desto besser können wir erkennen, wie viele Bewegungen mit unserem Körper möglich sind. Das Potential unserer Beweglichkeit vergrößert sich. Wir erkennen all unsere Möglichkeiten. Das verbesserte Körperbewusstsein führt so zu einer besseren Bewegungskontrolle.

Wir sollten unseren Aufmerksamkeitsfokus auf die alltäglichen Bewegungen setzen. So haben wir mehr Möglichkeiten, eine Bewegung auszuführen, zu unterstützen und abzurunden. Dadurch kannst Du Dich immer verschleißärmer bewegen - Muskeln, Sehnen, Knochen und Gelenke werden geschont und jeder Teil des Körpers kann seinen Beitrag zu einer gesunden Bewegung leisten.

Umsetzungsmöglichkeiten für Tai Chi

Wenn Du Tai Chi übst, so bleibe in Übung ausschließlich bei Dir selbst – auch wenn Du die Übungen mit einem Partner ausführst! Es spielt keine Rolle, was Dein Gegenüber tut, solange Du in Dir selbst ruhen kannst. Wenn ihr zum Beispiel Push Hands übt, fixiere Dich nicht so sehr auf die Bewegungen und Kräfte Deines Partners, sondern achte nur darauf, was diese Bewegungen in Dir selbst hervorrufen. Aber auch das ist nur die halbe Wahrheit, denn wenn Du Dich ausschließlich auf Dich selbst konzentrierst, dann verlierst Du den Kontakt zu Deiner Umwelt. Der richtige Weg ist also die Mitte. Diese findest Du durch Üben, Üben, Üben. Wenn Dein Körper und Bewusstsein auf bestimmte Muster umprogrammiert wurden, so dass sie diese automatisch ausführen, ohne dass Du daran denken musst, kannst Du Deinen Körper arbeiten lassen und Dein Bewusstsein frei steuern. Körperbewusstsein entwickelt sich – man kann es am Wort selbst deutlich ablesen – ein Bewusstsein für den Körper.

Lockerheit gelingt Dir im Tai Chi-Training durch diverse Entspannungsübungen. Führst Du diese regelmäßig aus, kann Dein Körper eine enorme Lockerheit erreichen. Diese nützt Dir allerdings wenig, wenn Dein Geist noch voller Gedanken ist oder Du den Körper nicht bewegen kannst, weil Ängste ihn blockieren. Tai Chi erfordert ein geistiges Loslassen. Das kannst Du nur auf ganz persönlich Art und Weise erreichen. Erforsche Dich selbst, erkenne Deine tiefsten Sorgen und Ängste, Deine Wut, Deine Trauer – einfach alles, was Dich im Leben bedrückt, und finde einen Weg, diese Gefühle und Gedanken zu kontrollieren. Achtung: Kontrollieren bedeutet nicht „beherrschen". Wolltest Du Deine Gefühle beherrschen, würdest Du unweigerlich Spannung / Druck aufbauen, was zu weiteren Blockaden führen würde.

Umsetzungsmöglichkeiten für den Alltag

Im Alltag ist es wichtig, sich immer wieder auf den eigenen Körper zu besinnen. Versuche, in jeder erdenklichen Situation auf Deinen Körper und Deine Bewegungen zu achten. Versuche aber nicht, krampfhaft jeden Augenblick einzufangen, in welchem Du Dich selbst beobachten kannst.

Nimm Dir einfach für den Tag vor, auf Deinen Körper zu achten. Forciere es nicht! Jeder mentale Kraftakt wäre ein Handeln gegen die notwendige Spontanität, die ihrerseits Lockerheit ermöglicht. Das Bewusstsein wird sich ganz allein auf Deinen Körper einstellen, wenn Du Dir vornimmst, auf ihn zu achten.

4.6 Präsenz und Präzision

Präsenz und Präzision in der Bewegung – das ist nicht nur für die Kampfkunst entscheidend, sondern auch für unseren Alltag. Im Tai Chi lernen wir, mit Präsenz eigene Bewegungen auszuführen und unsere Absicht in Einklang mit unserem Körper und den äußeren Umständen zu bringen. Dadurch schaffen wir lockere und kraftvolle Bewegungen, die den Gegner unmittelbar und überraschend treffen können. Im Alltag ermöglicht uns eine präsente Bewegung mehr Beweglichkeit. Wenn wir mit unserer Vorstellungskraft in unseren Körper hineinfahren und mit unserem „inneren Auge" die körperinternen Veränderungen wahrnehmen können, dann können wir jede Bewegung präzise steuern. Dadurch verbessern sich der Gleichgewichtssinn und die Koordinationsfähigkeit.

Durch die geistige Präsenz während einer Bewegung wird das Nervensystem zu einer genaueren Bewegungskontrolle befähigt. Durch regelmäßiges Üben kann dadurch viel Zeit bei der Bewegungsarbeit gespart werden, weil die leichten und entspannten Bewegungen rasch abgespeichert werden können. Je detaillierter das Wissen und Gefühl um die körperinneren Prozesse ist, desto genauere Befehle kann das Gehirn an die beteiligten Körperteile während einer Bewegung senden.

Ein Beispiel: Wir halten uns das Handy ans Ohr. Wenn wir uns bewusst bewegen, dann spüren wir, dass wir die Schulter nicht nach oben ziehen müssen, um das Handy ans Ohr zu halten. Ein Absenken des Ellbogens und eine leichte Kopfneigung sind ausreichend. Selbst die Kopfneigung ist nicht erforderlich, wenn man im Schulter-Nacken-Bereich beweglich genug ist.

Das Nervensystem lernt durch bewusste Bewegungen, welche Gelenke und Muskeln wirken sollen und welche nicht. Dadurch entstehen keine

Verkrampfungen und der Körper bleibt geschmeidig. Um Präzision zu erreichen, genügt es nicht, nur hin und wieder präsent zu sein. Tai Chi lehrt, dass wir uns angewöhnen müssen, uns jeder Bewegung bewusst zu sein. Erst dadurch merken wir die subtilen Prozesse, die im Körper ablaufen.

Impulse für mehr Präsenz im Alltag:

- Wo beginnt ein Schritt nach vorne?
- Welche Körperteile sind an der Bewegung des Arm-Hebens beteiligt?
- Bei welchen Bewegungen nützt mir die Schwerkraft?
- Wie weit reicht eine Kopfdrehung in meinen Körper hinein?

Umsetzungsmöglichkeiten für Tai Chi

Wenn Du Deine Tai Chi-Form läufst, fokussiere die Aufmerksamkeit vor Deine Fingerspitzen. Spüre den Raum vor den Fingerspitzen und entspanne Dich. Je lockerer Du körperlich und mental wirst, desto besser wirst Du den Raum wahrnehmen können und spüren, dass es keine starre Grenze zwischen diesem Raum und Deinem Körper gibt. Alles hängt miteinander zusammen. Di Konzentration auf ein Detail erlaubt Dir Einblicke ins große Ganze. Präzision gewinnst Du, indem Du Deine Aufmerksamkeit auf die Bewegungen richtest. Wenn Du spüren kannst, wie sie verlaufen und welche Muskelanstrengungen tatsächlich erforderlich sind, kannst Du Dein Bewegungspotential erweitern. Dies wiederum erlaubt Dir eine erhöhte Präsenz, denn Du hast mehr Möglichkeiten, Deinen Körper zu führen. Präsenz und Präzision gehen im Tai Chi Hand in Hand. Die Präsenz kannst Du verstärken, indem Du mit Visualisierungen arbeitest. Die Präzision gelingt durch Konzentration.

Umsetzungsmöglichkeiten für den Alltag

Präsenz und Präzision sind Aspekte, die Du mit Deinem Geist kultivieren kannst. Gehe mit Deiner Aufmerksamkeit in Deinen Körper und beobachte die Bewegungen. Wenn es Dir die Situation erlaubt, denke während einer Bewegungen an die nächste, die Dein Körper folgen lässt. Stelle Dir diese Bewegung so präzise wie möglich vor und lasse sie dann von Deinem Körper ausführen. Es ist auch möglich, nur Teilaspekte einer Bewegung zu visualisieren. Das ist nicht nur auf den Alltag begrenzt, sondern kann Dir auch im Tai Chi-Training helfen.

4.7 Treiben lassen – der Schwerkraft sei Dank!

Jede Bewegung und Haltung verlangt Kraft, weil wir uns gegen einen unsichtbaren Widerstand behaupten müssen: die Schwerkraft. Vor allem Bewegungen entgegen der Schwerkraft verlangen uns viel Mühe ab. Wenn Du beispielsweise aufrecht stehst, den linken Arm ausstreckst und mit der linken Hand ein Gewicht festhältst, wirst Du ziemlich schnell erschöpft sein und die Last des Gewichts im Körper spüren. Diese Bewegung bzw. Haltung ist besonders anstrengend, weil Du ein Gewicht an seiner natürlichen Bewegung hinderst. Die Schwerkraft würde normalerweise dafür Sorge tragen, dass das Gewicht gen Boden fällt. Da Du das Gewicht aber hältst, stellst Du Dich gegen den Fall und damit letztlich gegen die Schwerkraft, die somit einen Druck auf Dich aufbaut.

Im Alltag nehmen wir die Schwerkraft nur selten wahr – obwohl wir ständig von der Erde angezogen werden. Lassen wir alle Muskeln los und entspannen total, so fallen wir auf den Boden. Die Schwerkraft drückt uns nach unten, die Erde zieht uns an. Oftmals empfinden wir den aufrechten Gang als äußerst unangenehm, gar erdrückend. Statt sich diesem Druck aber zu beugen und die Schmerzen hinzunehmen, ist es gesünder, seine Haltung den Bedingungen der Schwerkraft anzupassen. Wir arbeiten nicht gegen die Schwerkraft, sondern mit ihr. Unsere Muskeln müssen, solange wir aufrecht stehen, Arbeit leisten. Dadurch ist grundsätzlich jede Haltung und Bewegung ein kleines Krafttraining. Jede Bewegung fördert die Haltemuskulatur. Nun kommt es darauf an, wie wir uns im Alltag bewegen, ob die Muskulatur der Haltung verbessert oder verschlechtert wird. Wer Tai Chi trainiert, sollte nicht nur im Training an seine Körperhaltung denken, sondern auch im Alltag immer wieder prüfen, wie er steht, sitzt oder geht. Ein Gefühl für die eigene Spannung und Struktur ist hierbei maßgeblich.

Um mit der Schwerkraft optimal arbeiten zu können, muss der Körper entspannt und aufrecht stehen. Das heißt, dass nur die Muskeln erforderlich sein dürfen, die der Körper geradeso braucht, um aufrecht zu bleiben. Alles, was darüber hinausgeht, verbraucht zu viel Energie. Im Tai Chi bietet sich die Übung der „Stehenden Säule" an, um die Wirkung der Schwerkraft zu spüren. Im Alltag können wir eine ständige Haltungsverbesserung erzielen, indem wir uns immer wieder selbst prüfen und auf unsere Gewichtsvertei-

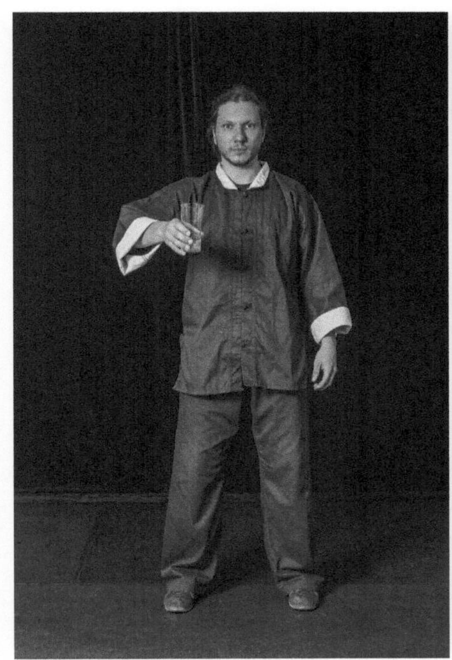
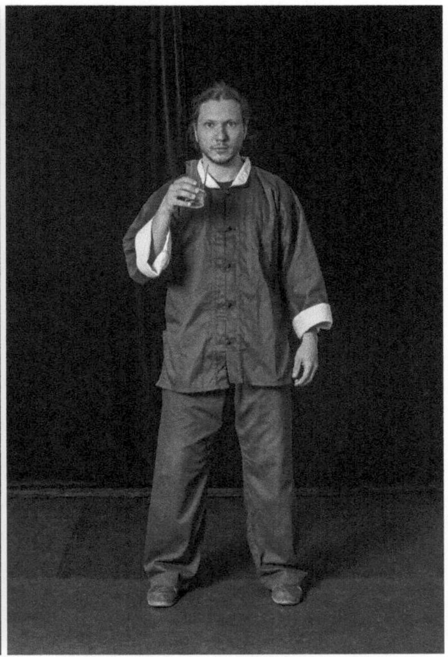

lungen achten. Wenn wir zum Beispiel ein Glas Wasser anheben, merken wir wohl das Gewicht des Glases, aber nur selten das Gewicht unseres eigenen Armes, obwohl dieser direkt zu unserem Körper gehört. Richten wir aber unsere Aufmerksamkeit während der Hebebewegung auf den Arm, so spüren wir, wie das Gewicht verteilt ist. Wir können uns im Körper entsprechend umorganisieren, um verschleißärmer zu arbeiten. Hat man sich erst einmal angewöhnt, bei jeder Hebebewegung die Schultern hoch zu nehmen, entstehen Verkrampfungen und das Gewicht kann nicht mit dem gesamten Körper getragen werden, sondern nur mit dem Arm. Wer einen Getränkekasten zur Hand hat, wird den Unterschied deutlich spüren, wenn er den Kasten einmal nah am Körper hält und einmal weit weg von sich. Da die Schwerkraft uns nach unten drückt, sollte man diesen Druck annehmen, um mühelos selbst Kraft erzeugen zu können. Am Beispiel des Wasserglases bedeutet das Folgendes: Wir lösen unsere Verspannungen auf, wodurch die Schulter in ihre natürliche Haltung gerückt wird. Wir lassen den Ellbogen sinken und lockern unser Handgelenk. Dadurch ist der Weg frei, das Gewicht des Glases in den Körper zu leiten und den Arm locker und entspannt zu belassen. Die Hebung findet von alleine statt. Das Absenken des Ellbogens hebt die Hand und führt sie an den Körper.

Im Alltag sollte man, wann immer sich die Möglichkeit bietet, die Aufmerksamkeit auf das eigene Gewicht lenken. Welche Teile hängen am Körper? Welche werden getragen? Der Kopf zum Beispiel wird gehalten. Die Arme dagegen sind aufgehängt.

Umsetzungsmöglichkeiten für Tai Chi

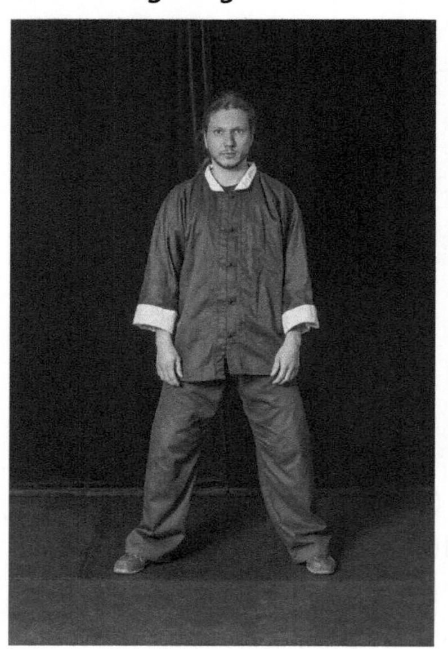

Um mit der Schwerkraft statt gegen sie zu arbeiten, stelle Dir vor, dass Du unter Wasser stehst und jede Bewegung Deiner Form im Wasser eingenommen wird. Fühle, wie Dich das Wasser umspült und welchen Widerstand Du überwinden musst, damit Deine Bewegungen geführt werden können. Je entspannter Du bist, desto mehr kannst Du der Schwerkraft die Führung überlassen. Um ein Gefühl für die Schwerkraft zu bekommen, ist die Übung der Wolkenhände gut geeignet. Diese fördert nicht nur das Gefühl des Treiben-lassens, sondern auch das Vermögen, Dich aus der Körpermitte heraus zu bewegen. Stelle Dich hierfür in doppelter Schulterbreite hin. Die Zehen zeigen nach vorne, wobei die Fußspitzen leicht nach außen zeigen. Deine Arme befinden sich locker hängend neben dem Körper. Drehe Dich in der Hüfte nach links und hebe den linken Arm vor Deinen Brustkorb. Achte darauf, dass Dein Arm durch die Drehung der Hüfte bewegt wird und sich nicht in einer isolierten Bewegung nach oben bewegt. Dein Unterarm steigt, indem der Ellbogen sinkt. Führe den Ellbogen aber nicht bewusst nach unten, sondern lasse dies durch Schulter, Wirbelsäule und Hüftbe-

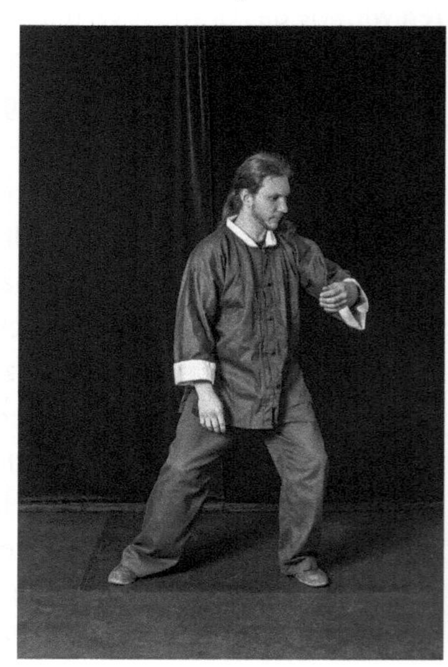

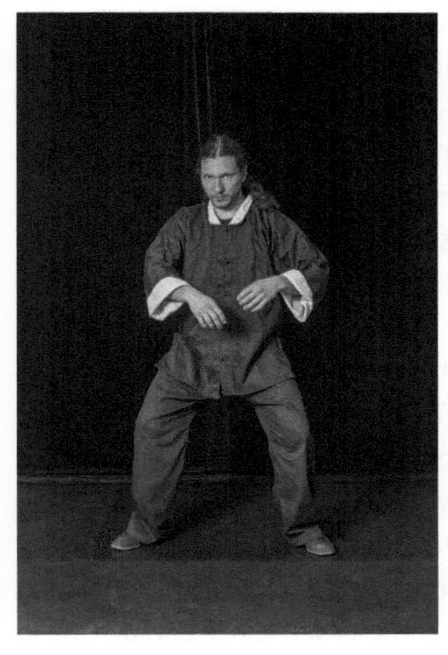

wegung geschehen. Das gelingt Dir nur, wenn Du entspannt und locker genug bist, so dass der Bewegungsimpuls nirgendwo in Deinem Körper stecken bleibt, sondern weitergegeben werden kann. Dein Unterarm kommt auf Solarplexushöhe zum Liegen.

Führe aus dieser Position die gleiche Bewegung in die andere Richtung aus und bringe so den rechten Arm nach oben. Während dieser Bewegung führst Du den linken Arm vor Dein Körperzentrum – die Handfläche weist nach unten. Führe dann die Übung wieder zur anderen Seite aus und wiederhole die Bewegungen, solange sie Dir gut tun. Achte darauf, dass Dein Oberkörper und Dein Kopf sich zu der jeweiligen Seite ausrichten müssen, wenn Du Dich nach rechts oder links drehst und der jeweilige Arm nach oben steigt. Dazu müssen auch Veränderungen in den Beinen vorgenommen werden: Bringe während der Körperdrehungen das Gewicht auf das Bein, nach dessen Seite Du Dich ausrichtest. Die Übung zeigt die beste Wirkung, wenn Du Dich in einer ständigen Rotation von rechts nach links drehst. Deine Armbewegungen sind die Folge der Wirbelsäulen- und Hüftbewegungen.

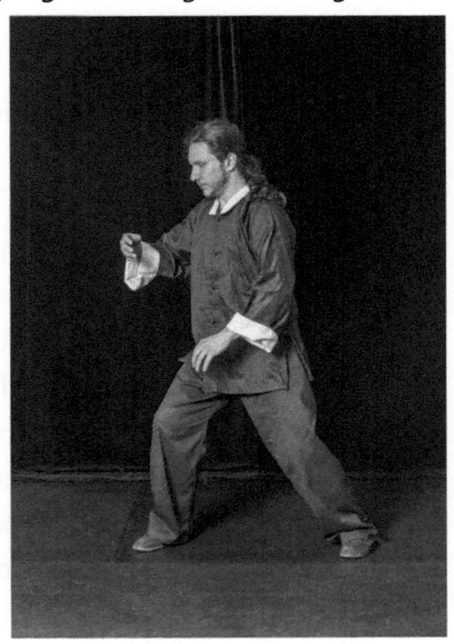

Umsetzungsmöglichkeiten für den Alltag

Im Alltag ist es jederzeit möglich, die Schwerkraft durch Entspannung zu nutzen. Am besten ist es, wenn Du es schaffst, Dich von einer Bewegung zur nächsten zu „schwingen“. Dies darf keine Ausholbewegung beinhalten, sondern nur eine unmittelbare Bewegungsenergie. Wenn Du den Arm beispielsweise relativ nah am Kopf oder auf Brusthöhe hältst und ihn nach unten führen möchtest, dann tue dies nicht mit Kraft, sondern entziehe dem Körper so viel Spannung, dass der Arm von alleine nach unten fällt. Diese Fallbewegung kannst Du nutzen, um den Arm wieder nach oben und / oder nach vorne zu schwingen. Das gleiche Vorgehen ist auch mit den Füßen und Beinen möglich. Wenn Du gehst, entspanne Deinen ganzen Körper in den Standfuß hinein und lasse den Lauffuß dadurch nach vorne schwingen. Dies erfordert eine entspannte Hüfte, mit der das jeweilige Bein nach vorne gesteuert werden kann. Wenn Du entspannt und locker genug bist, ist diese Bewegung mühelos auszuführen. Achte im Alltag auf jede Möglichkeit, in der Du Dich durch Entspannung in Bewegung versetzen kannst. Stelle Dir in solch einer Situation vor, Du seist ein grün leuchtender Ball, der sich vor einem schwarzen Hintergrund bewegt. Der menschliche Körper ist kein Ball, aber er kann wie ein solcher Ball bewegt werden. Wenn Du geradeaus läufst, stelle Dir den Ball vor, wie er auf einer geraden Bahn nach vorne kullert.

4.8 Unten schwer und oben leicht

Gutes Tai Chi zeigt sich darin, wie positiv man mit dem eigenen Körperschwerpunkt arbeiten kann. Ein wichtiger Aspekt dieser Arbeit ist das Absenken des Schwerpunktes, um eine möglichst hohe Stabilität zu gewinnen und dennoch beweglich zu bleiben. Dieses Absenken des Schwerpunktes kann mit einem Baum verglichen werden, dessen Wurzeln tief in die Erde reichen und ihm dadurch eine große Stabilität verleihen. Alternativ bedient man sich des Bildes einer aufrechtstehenden Gummipuppe die an einem schweren Fuß befestigt ist. Sie kann in alle Richtungen gestoßen werden, verliert aber niemals ihren Schwerpunkt und kann sich dadurch immer wieder in ihre Ausgangsposition zurückbewegen.

Das Absenken des Schwerpunktes ist äußerlich kaum erkennbar. Man kann es am Gang sehen, wenn dieser leicht und geschmeidig und dennoch mit dem Boden verbunden, ebenso an der Körperhaltung, die locker und aufrecht ist. Im Tai Chi kann man mithilfe von Partnerübungen testen, wie weit es möglich ist, den eigenen Schwerpunkt zu kontrollieren. Im Alltag haben wir andere Möglichkeiten, uns selbst zu überprüfen und beständig zu üben. Dazu gehört die Schulung der Atmung. Im Optimalfall wird immer in den Bauch geatmet statt in die Brust. Der Körperschwerpunkt befindet sich unterhalb des Bauchnabels. Genau dorthin muss die Atmung fließen. Wenn die Schultern hochgezogen sind und die Brust angespannt, liegt der Schwerpunkt zu weit oben, nämlich auf Brusthöhe. Wer auf die Entspannung achtet und seinen Körper auf Verspannungen überprüft und diese anschließend auflöst, der senkt damit auch einen Körperschwerpunkt.

Damit dieser nicht verloren geht, sollte man immer kleine Schritte machen und etwas tiefer stehen als man es normalerweise tut. Am Anfang kannst Du dies erreichen, wenn Du die Knie leicht knickst und diese Bewegung während des Gehens beibehältst. Du gleitest dann gewissermaßen über den Boden. Aus dieser „äußeren" Bewegung sollte später eine „innere" werden. Das heißt, dass das Einsinken ein natürliches Ergebnis anderer Prozesse sein sollte und nicht willentlich geschehen darf. Auch hier ist die Entspannung das Mittel der Wahl. Stelle Dich aufrecht hin und spanne Deinen gesamten Körper an. Balle die Hände zu Fäusten, versteife Dich im Nackenbereich, presse das Becken nach vorne. Kneife die Pobacken zusammen, spanne Deine Beinmuskeln an und drücke die Knie durch. Jetzt lasse langsam los: Löse die Spannungen sachte auf und spüre in Deinen Körper hinein. Erkenne, wie sich Dein Körper in seine natürliche Haltung „zurückorganisiert". Achte besonders auf den Bereich des Beckens und der Knie.

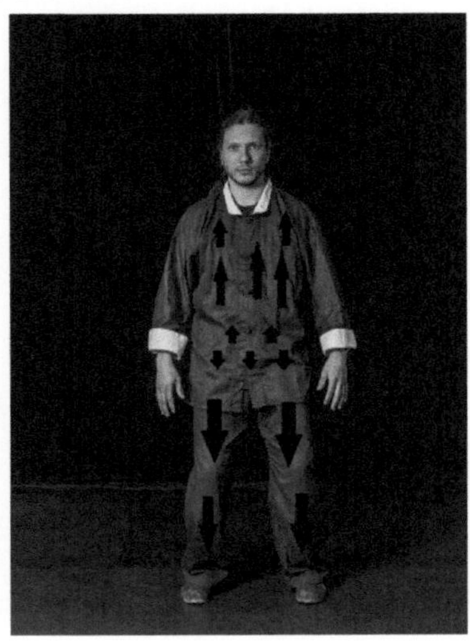

Umsetzungsmöglichkeiten für Tai Chi

Im Tai Chi kannst Du das Konzept „unten schwer - oben leicht" erfahren und üben, indem Du Dich eine Zeit lang hinstellst (siehe Übung „Stehen wie eine Säule") und ganz bewusst entspannst. Je mehr Spannung Du loslässt, desto mehr verlagert sich der Schwerpunkt nach unten und Dein Oberkörper fühlt sich locker und leicht an. Der Unterkörper wird dagegen so stabil wie der Sockel einer Statue. Um ein Gefühl für diese untere

Schwere zu bekommen, gehe Deine Tai Chi-Form mit einem größeren Abstand zwischen Deinen Füßen. Mache tiefere und breitere Stände. Achte aber darauf, Deine Beweglichkeit nicht zugunsten eines stabilen Standes einzubüßen. Eine gute Übungsmöglichkeit bietet Dir zudem das Push Hands. Hier kannst Du gegen bzw. mit äußerem Druck erkennen, wie leicht Dein Oberkörper ist und wie stabil Du tatsächlich stehst. Du kannst einem von außen kommenden Druck nur erfolgreich nachgeben, wenn Du stabil und sicher stehst. Eine Weide kann sich nur dann mit dem Wind biegen, wenn sie unten fest mit der Erde verbunden ist. Übe die Tai Chi-Form mit folgender Visualisierung: In Dir rauscht ein Wasserfall und bei jeder Bewegung, die Du ausführst, rasselt das Wasser von ganz oben durch das Bein, auf welchem Dein Körpergewicht ruht, in den Boden.

Umsetzungsmöglichkeiten für den Alltag

Um das Gefühl für „unten schwer – oben leicht" im Alltag zu kultivieren, kannst Du auch die Wasserfall-Visualisierung nutzen. Da die Kontrolle hierüber jedoch ein Höchstmaß an Konzentration erfordert, ist es wichtiger, dieses Prinzip im Rahmen eines Tai Chi-Trainings zu üben. Wenn Du bei Deinen alltäglichen Bewegungen darauf achtest, immer wieder unnötige Spannung zu nehmen und konsequent die die korrekte Körperstruktur suchst, kannst Du den Prozess unterstützen.

4.9 Auf den Rücken kommt es an

Der Rücken ist nicht nur für die Halte- und Bewegungsarbeit des menschlichen Körpers wichtig. An ihm lassen sich auch Gesundheit und psychische Verfassung ablesen. Hat jemand „sein Kreuz zu tragen", ist dies zumeist an einem krummen Rücken erkennbar. Die Lasten sind zu schwer. Wenn der Rücken schmerzt und keine körperliche Ursache dafür gefunden wird, sind meist psychische Blockaden als Ursache zu nennen. Ein Verschleiß der Wirbelsäule und Bandscheibenvorfälle sind die häufigsten Ursachen für Rükkenschmerzen. Mindestens genauso relevant sind jahrelange Fehlhaltungen, ungünstige Belastungen und psychischer Druck, der nicht auf gesunde Weise abgeleitet werden kann.

Im Tai Chi spielt der Rücken eine zentrale Rolle. Um die Körperstruktur zu wahren und die Körperenergie optimal fließen zu lassen, bedarf es einer aufrechten Körperhaltung. Hierzu muss die Wirbelsäule eine entsprechende Stabilität gewährleisten. Sie soll so flexibel wie möglich sein, damit man stets das Gleichgewicht wahren und Kraft übertragen kann. Der Rücken sollte einer Schlange ähneln: außen weich und innen stark. Die innere Stärke wird durch eine korrekte Haltung erzeugt. Diese wiederum hängt von den Muskeln ab, die die Wirbelsäule umfassen. Dazu gehören der Rückenstrekker, der Lendenarmbeinmuskel, der viereckige Lendenmuskel sowie viele kleinere Muskeln. Wenn diese nach unten verlängert werden können, kann sich die Wirbelsäule in natürlicher Weise aufrichten. Im Tai Chi spielt diese Verlängerung eine essenzielle Rolle, da durch sie Kraftimpulse durch den Körper geleitet werden. Der untere Rücken muss langgezogen und entspannt sein. Eine einfache Möglichkeit, dies zu bewirken, ist, sich vorzustellen, am Steißbein sei ein Seil mit einem Gewicht befestigt, welches den Rücken nach unten zieht. Dabei ist auf die natürliche Haltung des Beckes zu achten. Ein Hohlkreuz muss vermieden werden.

Die Kraft, sich aufzurichten, ist im Alltag nur schwer zu trainieren, wenn man vorwiegend sitzt. Darum ist Bewegung das A und O eines gesunden Rückens. Im Stehen, Sitzen oder Liegen ist stets auf einen geraden Rücken zu achten. Ein gutes Übungsprogramm sind die Beckenbodenübungen, die bei regelmäßigem Training den gesamten Beckenbereich und den unteren Rücken stärken.

Umsetzungsmöglichkeiten für Tai Chi

Die richtige Körperhaltung und die Aufmerksamkeit für Deine Wirbelsäule stabilisieren den Rücken und ermöglichen leichte Bewegungen. Achte in der Form und bei den Partnerübungen vor allem auf den unteren Rücken, denn dort kommt es oftmals zu Problemen. Löse mögliche Verspannungen im Rücken, indem Du das Steißbein gedanklich nach unten fallen lässt. Vermeide ein Hohlkreuz oder einen Rundrücken. Achte ebenfalls auf den Kopf. Er ist die natürliche Verlängerung Deiner Wirbelsäule. Das Lockern des unteren Rückens kannst Du mit bestimmten Einzelübungen fördern. Auch hier ist die „Stehende Säule" eine gute Wahl. Zusätzlich sind diverse Streck- und Dehnübungen sowie die Wolkenhände-Übung möglich.

Achte während Deiner Tai Chi-Form darauf, an welchen Bewegungen Deine Wirbelsäule auf welche Art beteiligt ist. Wo wird sie gedreht, wo gestreckt? Wo scheint sie zu schrumpfen? Darauf kannst Du auch bei alltäglichen Bewegungen achten. Bewege Dich in Deiner Form so, als würde jede Bewegung von der Wirbelsäule ausgehen. Deine Arme bewegen sich, weil Deine Wirbelsäule es ebenfalls tut. Genauso verhält es sich mit den Beinen. Der ganze Körper ist locker und entspannt, so dass alle Glieder miteinander verbunden sind und die Wirbelsäule den Motor Deiner Bewegungen darstellt.

Umsetzungsmöglichkeiten für den Alltag

Wie Du den Rücken im Alltag stärken kannst, wurde bereits in den Kapiteln über die modernen Problemfelder und das richtige Stehen, Gehen und Sitzen erläutert. Im Alltag kannst Du Dir zudem auch immer vorstellen, wie jede Bewegung Deiner Gliedmaßen von der Wirbelsäule ausgeht. Beobachtest Du Dich selbst oder nimmst Dir ein Anatomie-Buch zur Hilfe, kannst Du sehen, dass sich die Wirbelsäule nicht direkt über den Beinen befindet, sondern etwas weiter hinten. Das ist notwendig, damit Du Dich überhaupt bewegen kannst, denn die Beine können so über das Becken Kraft in die Wirbelsäule abgeben. Stelle Dir vor, dass die Beine voran gehen. Sie ziehen Deinen Körper wie Pferde eine Kutsche. Deine Wirbelsäule befindet sich auf der Kutsche. Das Becken ist in diesen Gedanken die Kutsche. Lasse Dich von den Beinen ziehen und achte darauf, was mit Deiner Wirbelsäule geschieht. Vermeide es, die Kutsche vorn überfallen zu lassen.

4.10 Richtig atmen

Normalerweise wird im Tai Chi in den Bauch geatmet. Im Unterbauch befindet sich ein wichtiges Energiezentrum, das durch den Atem gestärkt wird. Die Bauchatmung erfüllt noch einen weiteren Zweck: Weil unterhalb des Bauchnabels der Schwerpunkt des Körpers liegt, kann dieser durch die Atmung zentralisiert werden. Würde man in die Brust atmen, würde sich der Schwerpunkt weiter nach oben verlagern, was eine unsichere Bewegung zur Folge hätte. Die Bauchatmung dient weiterhin der Ausdehnung des Atems in den gesamten Bauchraum. In der Regel atmen wir einmal ein, machen eine kleine Pause, atmen aus, pausieren erneut und atmen dann wieder ein. Durch eine ruhige und regelmäßige Bauchatmung können wir die Luft in unserem Körper dauerhaft zirkulieren lassen. Das bedeutet, dass auf ein Einatmen sofortiges Ausatmen folgt und umgekehrt. Atempausen sind nicht notwendig. Durch den gleichmäßigen Rhythmus von Ein- und Ausatmung sind alle Körperteile an der Atmung beteiligt. Dies kann mit einer Visualisierung unterstützt werden. Im Tai Chi stellt man sich vor, wie der Energiestrom beim Einatmen vom Körperzentrum über die Wirbelsäule nach oben fließt und beim Ausatmen auf der Vorderseite des Körpers ins Energiezentrum wieder zurück. Das ununterbrochene Atmen entspannt den Körper und sorgt für mehr Vitalität.

Beim Einatmen ist darauf zu achten, dass nicht nur in den vorderen Teil des Bauches geatmet wird, sondern in alle Richtungen. Die Luft soll sich ausdehnen können. Als Vorübung legt man eine Hand auf eine Stelle am Bauch oder Rücken legen und konzentriert sich darauf, diese Körperstelle mit Luft zu füllen. Wenn sich der Körperteil hebt, ist die Luft an diese Stelle gelangt. Das Ziel muss sein, auch im Alltag die gesamte Atemkapazität zu nutzen. Durch diese umfassende Atemweise werden die inneren Organe massiert und Lungen sowie Zwerchfell gekräftigt. Beim Spazierengehen hilft der Gedanke, wie frische Luft in den Körper gelangt und den gesamten Bauchraum ausfüllt. Die verbrauchte Luft strömt aus dem Körper hinaus. Es wird immer nur durch die Nase geatmet.

Umsetzungsmöglichkeiten für Tai Chi

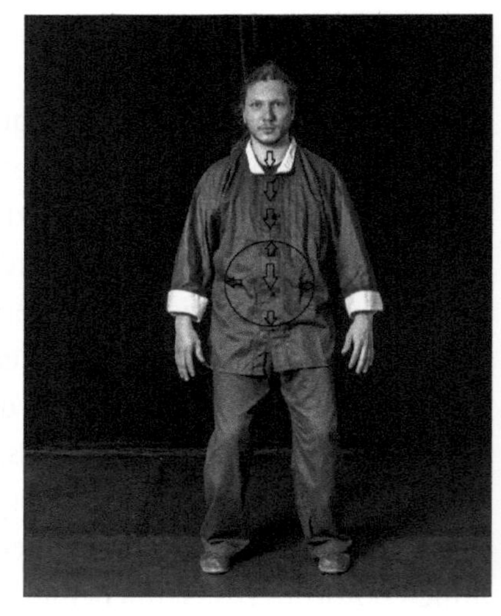

Atme tief und langsam bei jeder Bewegung, die Du im Tai Chi-Training ausführst. wenn Du merkst, dass Du bei Partner- oder auch Einzelübungen zu verkrampft an die Sache herangehst, konzentriere Dich auf Deinen Atem. Das hilft ungemein, den eigenen Geist zu beruhigen. Solltest Du Mühe haben, in das Hier und Jetzt zu finden, so konzentriere Dich auf Deinen Atem, denn dieser findet immer im Hier und Jetzt statt. Während Du die Tai Chi-Form läufst, kannst Du auch mit Deiner Atmung experimentieren. Atme mal schneller, mal langsamer. Einmal nur in den Rücken, dann wieder nur in den Bauch. Atme durch die Nase, den Mund oder wechselseitig: Einatmen mit der Nase, ausatmen durch den Mund - und umgekehrt. Beachte, dass im Tai Chi normalerweise ruhig durch die Nase in den Bauch hinein geatmet wird. Das Experimentieren mit der Atmung soll Dir nur zeigen, was der Atem in Deinem Körper auslösen kann. Eine spezielle Übung besteht darin, die Phasen des Ein- und Ausatmens langsam zu erhöhen. Atme zuerst 5 Sekunden ein und 5 Sekunden aus. Wiederhole dies dann bei einer Dauer von jeweils 10, 20 und 30 Sekunden. Es soll Menschen geben, die 60 Sekunden lang nur einatmen und danach 60 Sekunden zum Ausatmen benötigen. Wichtig dabei ist, dass Du Dich nicht unter Druck setzt. Atem schenkt Dir Leben. Und Leben will frei sein. Lasse also auch Deinen Atem frei sein.

Umsetzungsmöglichkeiten für den Alltag

Im Alltag solltest Du keine Atemexperimente machen, sondern Dich auf beständigen Atemfluss konzentrieren. Wenn Du Dich in irgenDeiner Situation nervös fühlst, atme bewusst in den Bauch ein und löse mit dem Ausatmen und einem tiefen Seufzer alle Spannungen im Körper. Achte beim Autofahren, Spazierengehen, Geschäftsessen usw. auf eine ruhige und gleichmäßige Atmung, die Deinen ganzen Körper erfasst. So wirst Du in Deiner Mitte bleiben und immer über genügend Kraft und Gelassenheit verfügen.

4.11 Der Alltag - das Fitnessstudio 2.0

Statt zwei- oder dreimal in der Woche in ein Fitnessstudio zu gehen, ist es langfristig ertragreicher, den gesamten Alltag in ein Fitnessstudio zu verwandeln und jede Gelegenheit zu nutzen, um zu trainieren. Der Vorteil ist nicht nur, auf komplizierte Geräte zu verzichten, sondern auch die Gesundheit umfassend und abwechslungsreich zu fördern. Außerdem werden keine unnatürlichen Bewegungen verinnerlicht, der Körper jedoch zu seinen natürlichen Bewegungen zurückgeführt. Wer im Alltag bewusst seine Bewegungen wahrnimmt und „innere" Veränderungen umsetzt, programmiert seine Haltungs- und Bewegungsgewohnheiten und profitiert durch aufwandslose Bewegungen. Außerdem lernt der Geist flexibel auf Herausforderungen zu reagieren. Vom Aufstehen bis zum Schlafengehen kann immer und überall trainiert werden.

Wie geübt werden kann

Jede Situation kann als Übungssituation verstanden werden. Die Grundlage dafür ist ein wachsames Auge, um die Herausforderungen des Alltags zu erkennen. Wir können während des Stadtbummels auf eine sichere Körperhaltung achten. Beim Treppengehen gilt es, auf eine optimale Gewichtsverlagerung zu achten. Beim Sitzen können wir die Atmung fokussieren. Wenn wir unsere Aufmerksamkeit bewusst auf unseren Körper lenken, spüren wir seine Bewegungen und können sie aktiv steuern. Tai Chi lehrt eine entspannte Achtsamkeit. Diese beginnt mit der Sensibilität dem eigenen Körper gegenüber. Darum bietet es sich an, in jeder Situation zuerst auf den Körper zu achten: Wo ruht der Schwerpunkt? Wie ist das Gewicht verteilt? Wo gibt es unnötige Muskelspannung?

Die Frage, wie im Alltag geübt werden kann, ist also eine Frage der Aufmerksamkeitslenkung. Worauf richte ich meine Achtsamkeit, wenn ich laufe, sitze oder liege? Bin ich in meinem Körper, meiner Umwelt oder bin ich mit meinen Gedanken ganz woanders? Wenn wir am Abend entspannt und elastisch sind, war unser Trainingstag erfolgreich. Gehen wir aber mit Schmerzen und Verspannungen zu Bett, haben wir uns am Tag in ungünstiger Weise bewegt. Da man am Tag immer mehr Spannung aufbaut, muss dieser entgegengewirkt werden. Dabei können Entspannungsübungen hilfreich sein, doch der langfristige Erfolg tritt erst durch ein Umprogrammieren unserer Bewegungsgewohnheiten ein. Je weniger Techniken man für die Entspannung braucht, desto besser.

Um einen Anfang zu finden, den Alltag in ein Fitnessstudio zu verwandeln, sollte man sich auf den Atem konzentrieren. Während der Arbeit lokker und tief zu atmen, ist nicht einfach, denn es erfordert ein Höchstmaß an Konzentration. Dennoch ist es wichtig, sich immer wieder das tiefe, ruhige und fließende Atmen in Erinnerung zu rufen. Viele Anspannungen im Körper werden allein durch die richtige Atemweise gelöst. Außerdem wird dazu geraten, sich anzugewöhnen, den eigenen Körper immer wieder mit konsequenter Aufmerksamkeit auf Spannungen zu überprüfen, um diese anschließend durch Vorstellungskraft zu lösen. Es ist einfacher, Anspannung zu verhindern als bereits vorhandene Spannungen aufzulösen. Wenn Körper und Geist ruhig sind, lässt sich der Alltag leichter gestalten. Die innere Ruhe wirkt sich auch positiv auf das soziale Umfeld aus. Kollegen, Familienmitglieder, Sachbearbeiter usw. reagieren auf einen ruhigen und gelassenen Menschen anders – in der Regel freundlicher – als auf einen hyperaktiven, aufbrausenden und angespannten Menschen. Damit ist zugleich auf eine mentale Komponente des Alltagstrainings zu verweisen: Ein großer Teil der eigenen Anspannung entsteht, wenn man sich durch die Erwartungen und Anforderungen anderer Menschen selbst unter Druck setzt. Hier ist es wichtig, den Moment zu erkennen, ab dem die eigene Anspannung einsetzt. Auch in der Kommunikation mit unseren Mitmenschen sollten wir immer in unseren Körper hineinspüren, um rechtzeitig zu erkennen, wann der Körper beginnt, sich zu verkrampfen.

Was geübt werden kann

Da Tai Chi ein individueller Prozess ist, kommt es immer auf die Ziele, Wünsche, Vorerfahrungen, Vorkenntnisse und körperliche Konstitutionen des Einzelnen an. Das bedeutet, dass es einen pauschalen Trainingsplan für die Alltagsanwendungen nicht geben kann – zumal jeder seinen ganz eigenen Alltag verlebt. Im Allgemeinen gilt, bei jeder Bewegung auf das Einhalten der Tai Chi-Prinzipien zu achten und auch im Geist immer wieder die Entspannung zu suchen. Im Speziellen sollte man sich eigene Trainingsschwerpunkte setzen und diese gesondert trainieren. Dabei ist zu empfehlen, sich auf wenige Punkte zu beschränken, diese aber intensiv und vielseitig zu üben. Hat man zum Beispiel zum Ziel, die Gewichtsverlagerungen zu üben, so bietet es sich an, in seinem Alltag auf sämtliche Gelegenheiten zu achten, bei denen diese Übung möglich ist - vom einfachen Stand über das Gehen auf verschiedenen Oberflächen bis zum Treppensteigen oder dem Anziehen von Schuhen, während man auf einem Bein steht.

Es sollte so abwechslungsreich wie möglich geübt werden, um den Körper an die verschiedenen Anforderungen der Umwelt zu gewöhnen. Solange man einen roten Faden verfolgt und nicht willkürlich irgendetwas praktiziert, ist der Trainingserfolg fast sicher. Man kann die Tai Chi-Prinzipien auch erweitert üben, indem man versucht, Alltagsbewegungen mit Form-Bewegungen zu identifizieren. Dadurch erwirbt man ein Gespür für die erforderliche Bewegungsqualität hinter den einzelnen Bewegungen. Außerdem können diese so besser verinnerlicht werden, da sie in verschiedenen Kontexten wiederholt und nicht nur in einer Tai Chi-Form ausgeführt werden.

Alltägliche „Trainingsgeräte" – ein Überblick

Alltägliche Trainingsgeräte sind Gegenstände und Begebenheiten, mit denen wir überall und jederzeit konfrontiert werden können. Unser Training besteht im bewussten Umgang mit diesen Objekten. Die folgende Auflistung von Trainingsgeräten und / oder Trainingssituationen ist als Anregung gedacht und soll die Vielfalt des Alltags verdeutlichen.

Übungsfeld: Haltung

Stehen am Imbiss, in einer Warteschlange, an einer roten Ampel ...

Übungsfeld: Gehen

Bewegungen im Haushalt, auf der Arbeit, in der Stadt, Spaziergänge in der Natur ...

Übungsfeld: Sitzen

Sitzen am PC, vor dem Fernseher, im Wartezimmer, im Auto, im Bus, am Arbeitsplatz ...

Übungsfeld: Entspannung

Sollte bei jeder Aktivität beachtet werden!

Übungsfeld: Gewichtsverlagerung

Treppensteigen, Schuhe anziehen im Stand, alltägliche Bewegungen, Ein- und Aussteigen in/aus Autos, Aufstehen aus Liege- oder Sitzpositionen, Führen von Besen oder Staubsaugern ...

Übungsfeld: Kraftübertragung

Berührungen mit anderen Menschen, Heben und Tragen von Gegenständen, Öffnen und Schließen von Türen, Schieben von Gegenständen, Führen von Besen oder Staubsaugern ...

Übungsfeld: Visualisierungen

Können in jeder Bewegung und Haltung genutzt werden.

Übungsfeld: Körperinnere Wahrnehmung

Am besten gemeinsam mit Visualisierungen, beim Gehen, Stehen oder Sitzen in jeder Situation möglich.

Übungsfeld: Berührungen erfahren

Umarmungen, Händeschütteln, Schulterklopfen ...

Übungsfeld: Schwerkraft

Heben und Tragen von Gegenständen, Treppensteigen, Gehbewegungen, Öffnen und Schließen von Türen ...

Übungsfeld: Atem

Achtsamkeit für Atem jederzeit möglich, Regulierung vor allem in stressigen Momenten beachten.

5. Lebe Tai Chi!

Tai Chi ist eine intensive und umfassende Kampf- und Bewegungskunst. Sie ermöglicht es uns, ein neues Körperbewusstsein zu entwickeln, das uns vor ungünstigen Bewegungen schützt und kräftige sowie verschleißarme Bewegungen fördert. Durch das rechte Maß an Entspannung wird auch unser Geist ruhiger und gelassener. So wirkt Tai Chi ganzheitlich positiv auf den Menschen. Diese Ganzheitlichkeit ist für unsere Alltagsgestaltung essentiell, denn der Alltag raubt nicht nur immer wieder Nerven, sondern lässt auch schlechte Bewegungen und Haltungen einschleifen. Um dem Teufelskreis der immer wieder kehrenden schlechten Gewohnheiten zu entkommen, ist die „innere Arbeit" des Tai Chi ein entscheidender Punkt. Wenn wir in jeder Bewegung ganz bewusst im Hier und Jetzt sind, spüren wir die Fehlbelastungen. Wenn wir entspannt genug sind, nimmt unser Körper automatisch eine Korrektur vor. Eine heitere Gelassenheit in unseren Bewegungen und in unserem Geist ist das Ergebnis eines Tai Chi-Trainings, das jeden Tag, zu jeder Stunde und zu jeder Minute praktiziert wird. Dann ist das ganze Leben zu Tai Chi geworden.

„Wenn Du erkannt hast, was im Leben wirklich wichtig ist, bleibt Dir noch genügend Gesundheit, um es zu genießen."

(Cheng Man Ching, 1900-1975)

<u>Über den Autor:</u>

Christoph Eydt beschäftigt sich seit über 15 Jahren mit ostasiatischen Kampfkünsten und Kampfsportarten. Dass die Kampfkünste nicht nur der Selbstverteidigung dienen, sondern auch einen praktischen Nutzen für die Lebensbewältigung haben, wurde ihm vor allem im Tai Chi Chuan bewusst. Da er selbst unter diversen Rückenproblemen litt und einem Beruf nachgeht, der eine immense Sitztätigkeit erfordert, weiß er um die Notwendigkeit verschleißarmer und entspannter Bewegungen. Tai Chi hat ihm nicht nur die Rückenprobleme genommen, sondern auch ein gänzlich neues Körperbewusstsein und Kraftverständnis ermöglicht. Dafür war jedoch kein strenges Trainingsprogramm erforderlich, sondern vielmehr die Steigerung der körperlichen Aufmerksamkeit und eine durch Tai Chi-Prinzipien optimierte Körperstruktur. Christoph Eydt machte seinen Alltag zum Tai

Chi-Training und konnte so binnen kurzer Zeit körperliche Blockaden lösen und verborgene Kräfte freisetzen. Er unterrichtet Tai Chi Chuan als nichtkommerzielles Einzeltraining einem ausgewählten Schülerkreis.

Bildnachweise

Bild	Kapitel	Urheber
Foto von Aqua Venice 2012	1	Nils Klug / taiji-europa.de
Tastatur richtig / falsch	2.1.1.1	Clemens Conrad
Copmuter workstation Variables	2.1.1.2	US-Staat
Baum mit Wurzeln	2.2.1	Reiner Schedl / pixelio.de
Schriftzeichen Tai Chi	3.	
BodhidharmaYoshitoshi 1887	3.1.1	Yoshitoshi
Zhang Sanfeng	3.1.1	
Yang Luchan	3.1.1	
Yin und Yang	3.1.2	
Yin Yang – Tabelle	3.1.2	Ich
Innen/Außen Paradigmen - Tabelle	3.2.1	Ich
Fluss	3.4	Peter Martens / pixelio.de
Technikbilder vom Autoren zur Verdeutlichung der Übungen		Heiko Fiedler

Verwendete und zu empfehlende Literatur

Bewegungs- und Übungskonzepte mit Tai Chi-Prinzipien

Franklin, Eric (2011): Locker sein macht stark. Wie wir durch Vorstellungskraft beweglich werden. München: Kösel Verlag

Hanna, Thomas (2012): Beweglich sein – ein Leben lang. Die heilsame Wirkung körperlicher Bewusstheit. Mit einem Übungsprogramm. München: Kösel Verlag

Schmid, Martin (2010): Integrale Bewegung. Grundlagen, Übungen, Anwendungen. Norderstedt: Books on Demand

Naturwissenschaftliche Betrachtung zur menschlichen Bewegung

Calais-Germain, Blandine (2011): Anatomie der Bewegung. Technik und Funktion des Körpers. Wiesbaden: Marix Verlag

Kassat, Georg (1993): Biomechanik für Nicht-Biomechaniker. Alltägliche Bewegungstechnisch-sportpraktische Aspekte. Rödinghausen: Fitness-Contur Verlag

Tai Chi Chuan & Qi Gong

Bödicker, Martin (2013): Das Tai Chi-Klassiker Lesebuch. Willich: Martin Bödicker

Buss, Michael (2007): Transfer des Taijiquan vom Osten in den Westen. Untersuchung zur Übertragbarkeit eines chinesischen Bewegungskonzeptes. Norderstedt: Books on Demand

Frantzis, Bruce (2008): Die Kraft der inneren Kampfkünste und des Chi. Kampf- und Energietechniken im Ba Gua, Tai Chi und Hsing-I. Aitrang: Windpferd Verlagsgesellschaft

Hagen, Stephan (Hrsg.) (1976): Die praktische Seite des Tai Chi Chuan. Anwendungen und Variationen. Hamburg: Kolibri Verlag

Oberlack, Helmut (2005): Taijiquan für Einsteiger. Hamburg: a & o medianetwork

Olson, Stuart (Hrsg.) (2010): Das Wesen des Taiji-Quan. Die geheimen Trainingsdokumente der Familie Yang. Bielefeld: Theseus Verlag

Mcfarlane, Stewart (1997): Tai Chi - Das Praxisbuch. Grundregeln, Techniken, Übungen. München: Mosaik Verlag

Wenzel, Gerhard & Herwegh, Norbert (2014):
Im Fluss des Lebens - Der Entwicklungsweg im Qigong.
Babensham bei Wasserburg am Inn: Eagle Books Verlag

Yang, Jwing-Ming (1996): Tai Chi Theory & Martial Power.
Boston: YMAA Publication Center

Kampfkunst und Philosophie

Cardillo, Joseph (2005): Sei sanft und kraftvoll wie das Wasser.
München: Knaur Verlag

Dschuang, Dsi (2011): Das wahre Buch vom südlichen Blütenland.
Köln: Anaconda Verlag

Fauliot, Pascal (2003): Die Kunst zu siegen, ohne zu kämpfen. Geheimnisse und Geschichten über die Kampfkünste. München: Goldmann Verlag

Lao-tse (2001): Tao-Te-King. Stuttgart: Reclam Verlag

Watts, Alan (2004): Das Tao der Philosophie. Leipzig: Insel Verlag

Watts, Alan (2003): Der Lauf des Wassers. Leipzig: Insel Verlag

Die Geheimnisse des Großen und des Kleinen,
des Makro- und des Mikrokosmos finden sich
in über 1.500 Büchern, Hörbüchern und
DVD-Film-Dokumentationen des Münchner
Verlags Komplett-Media.

Kostenlose Kataloge liegen bereit.
(Tel. 089/69 98 94 35 - 0)

Einen schnellen Überblick gibt auch das Internet:

FaszinationFitness.de